现代著名老中医名著重刊丛书

第一辑

郭士魁临床经验选集——杂病证治

翁维良 于英奇 整理

人民卫生出版社

图书在版编目(CIP)数据

郭士魁临床经验选集——杂病证治/翁维良,于英奇整理.—北京:人民卫生出版社,2005.9
(现代著名老中医名著重刊丛书 第一辑)
ISBN 978-7-117-06977-9

Ⅰ.郭… Ⅱ.①翁… ②于… Ⅲ.内科杂病-中医学临床-经验-中国-现代 Ⅳ.R25

中国版本图书馆 CIP 数据核字(2005)第 080430 号

人卫社官网	www.pmph.com	出版物查询，在线购书
人卫医学网	www.ipmph.com	医学考试辅导，医学数据库服务，医学教育资源，大众健康资讯

版权所有，侵权必究！

现代著名老中医名著重刊丛书
第一辑
郭士魁临床经验选集——杂病证治

整　　理:翁维良　于英奇
出版发行:人民卫生出版社(中继线 010-59780011)
地　　址:北京市朝阳区潘家园南里 19 号
邮　　编:100021
E - mail:pmph@pmph.com
购书热线:010-59787592　010-59787584　010-65264830
印　　刷:三河市潮河印业有限公司
经　　销:新华书店
开　　本:850×1168　1/32　　**印张**:7
字　　数:150 千字
版　　次:2005 年 9 月第 1 版　2024 年 6 月第 1 版第 17 次印刷
标准书号:ISBN 978-7-117-06977-9/R·6978
定　　价:14.00 元
打击盗版举报电话:010-59787491　E-mail:WQ@pmph.com
(凡属印装质量问题请与本社市场营销中心联系退换)

出 版 说 明

秦伯未、施今墨、蒲辅周等著名医家，既熟通旧学，又勤修新知；既提倡继承传统中医，又不排斥西医诊疗技术的应用，在中医学发展过程中起到了承前启后的作用。这批著作均成于他们的垂暮之年，有的甚至撰写于病榻之前，无论是亲自撰述，还是口传身授，或是其弟子整理，都集中反映了他们毕生所学和临床经验之精华，诸位名老中医不吝秘术、广求传播，所秉承的正是力求为民除瘼的一片赤诚之心。诸位先贤治学严谨，厚积薄发，所述医案，辨证明晰，治必效验，不仅具有很强的临床实用性，其中也不乏具有创造性的建树；医话著作则娓娓道来，深入浅出，是学习中医的难得佳作，为近世不可多得的传世之作。

由于原版书出版的时间已久，已很难见到，部分著作甚至已成为学习中医者的收藏珍品，为促进中医临床和中医学术水平的提高，我社决定将一批名医名著编为《现代著名老中医名著重刊丛书》分批出版，以飨读者。其中“第一辑”收录13种名著：

《中医临证备要》　　《施今墨临床经验集》
《蒲辅周医案》　　《蒲辅周医疗经验》
《岳美中论医集》　　《岳美中医案集》
《郭士魁临床经验选集——杂病证治》

《钱伯煊妇科医案》　　　　《朱小南妇科经验选》
《赵心波儿科临床经验选编》《赵锡武医疗经验》
《朱仁康临床经验集——皮肤外科》
《张赞臣临床经验选编》

这批名著原于20世纪60年代前后至80年代初在我社出版，自发行以来一直受到读者的广泛欢迎，其中多数品种的发行量都达到了数十万册，在中医界产生了很大的影响，对提高中医临床水平和中医事业的发展起到了极大的推动作用。

为使读者能够原汁原味地阅读名老中医原著，我们在重刊时采取尽可能保持原书原貌的原则，主要修改了原著中疏漏的少量印制错误，规范了文字用法和体例层次，在版式上则按照现在读者的阅读习惯予以编排。此外，为不影响原书内容的准确性，避免因换算造成的人为错误，部分旧制的药名、病名、医学术语、计量单位、现已淘汰的检测项目与方法等均未改动，保留了原貌。对于犀角、虎骨等现已禁止使用的药品，本次重刊也未予改动，希冀读者在临证时使用相应的代用品。

人民卫生出版社
2005年7月

前　　言

郭士魁老中医（1915～1981），北京市人，从事中医药工作四十多年。自幼习药，并经名中医孔伯华等指点，具有丰富的临床实践经验，尤长于内科、儿科及中药理论、药性、炮制。1958年以来从事心血管疾病研究，二十多年来在心血管病研究中做出了贡献，特别是在运用活血化瘀、益气活血、芳香温通治法方面有独到之处，治疗效果显著，深受病员爱戴。

本书主要系根据郭老生前讲述的医疗经验及手稿，由整理者在尊重原意的基础上编写而成。由于时间关系本书内容偏重实践经验。书末附有临床应用中的经验方，以便读者参考应用。

在整理过程中，陈可冀副院长、钱振淮副主任、郭老家属及其他同志曾给予协助及提供宝贵意见，在此表示感谢。

由于我们经验不足，水平有限，缺点和错误之处，请读者批评指正。

整理者

1982年1月于中医研究院西苑医院

目　录

头　　痛

头是人体十分重要的部位。《证治汇补》说："头为天象，六腑清阳之气、五脏精华之血，皆会于此，惟经气上逆，干犯清道，不得运行则壅遏为痛。"故风寒暑湿之邪、气血瘀郁及内脏虚损均可引起头痛之证。由于头又是诸阳之会，三阳经聚会于头，因此三阳经病均可引起头痛，而三经循行不同，头痛部位也各有异。

一、辨证施治

1. 太阳病头痛　外感风寒，阻遏太阳经气，而太阳经过巅顶，故为巅顶头项强痛，恶风寒，苔白，脉浮紧。治宜疏风解表。桂枝加葛根汤加减：葛根15~20克，桂枝10克，芍药10克，生姜10克，甘草6克，羌活10克，川芎12克，防风10克。

葛根可作太阳、阳明经药，有解肌作用。葛根气味俱薄，能鼓舞胃气上行，故有生津止渴之功。临床上葛根对头项强痛有很好的效果，与羌活配合能增强治头痛的作用。有时方中加藁本10克、升麻6克，引药上升，可加强疏风解表止痛功能。

2. 阳明头痛　外感风热，侵入阳明经络，邪热上行于头，则头胀痛甚，发热口渴，目赤便秘，苔黄腻，脉滑数。治宜疏风散热清头目。白虎汤加减：石膏20~30克，知母12克，玄参12克，生地12~20克，羌活10克，藁本10克，川芎12克，白芷10克。

川芎、白芷止痛作用好，但性偏燥，用量不宜过大，故配知母、生地、石膏，生津滋阴。石膏尚有清头目、解肌、止烦渴作用，用量较大。便秘重者加大黄10克；发热明显加银花12克、连翘12克。

3. 少阳病头痛　邪入少阳，症见寒热往来，口苦咽干，头痛目眩，痛以双颞部为显。三叉神经痛即属于此类。治宜和解少阳，通络止痛。小柴胡汤加减：柴胡10~12克，半夏10克，杭芍12克，黄芩12克，甘草6克，生姜10克，川芎12克，菊花12~15克。

头痛重连及巅顶加藁本10克、细辛3克。便秘加大黄10克。

4. 痰湿头痛　痰浊阻遏经络，清气不升，浊气不降，则头痛头胀，头重如裹，胸闷腹胀，恶心纳呆，苔白腻或黄腻，脉滑。治宜清头目祛痰浊。杏苏散加减：杏仁10克，苏叶10克，陈皮10克，半夏10克，甘草6克，川芎12克，瓜蒌15~20克，桑白皮10克，地骨皮12克。

病人湿重也可用三仁汤加减。

5. 血虚头痛　血虚不能营养头而致头痛者，头痛头重，疲乏无力，头晕目眩，舌苔薄，脉细弱。治宜益气养血。归脾汤合补中益气汤加减：党参12克，黄芪15~20克，当归12克，鸡血藤15克，白术10克，龙眼肉12克，甘草10克，大枣10克，熟地12克，升麻10克。

血虚有表证或产后血虚头痛，可用白薇汤加减：白薇12克，菊花12~15克，川芎12克，党参12克，当归12克，甘草10克。

6. 瘀血头痛　瘀血阻滞经络，或外伤引起头痛，痛处固定，疼痛较重，舌质黯有瘀点或瘀斑，脉弦或涩。治宜活血通络止痛。通窍活血汤加减：川芎12克，赤芍12克，红花10克，桃仁10克，菊花12克，白薇12克，鸡血藤15克，络石藤15~20克，全蝎3~6克，蜈蚣1条。

7. 肝阳头痛　肝阳上亢引起头痛者常烦躁易怒，面红目赤，头眩头胀，口苦欲饮，两胁胀痛，舌苔黄腻，脉弦或弦滑。治宜平肝降逆。天麻钩藤饮加减：天麻10克，钩藤12~15克，黄芩12克，牛膝12克，草决明12~20克，菊花12克，葛根15克，夜交藤20克，生石决20克，磁石20~30克。

肝阳化火，尿黄便秘，烦躁甚，脉弦数，苔黄腻者，治宜平肝泻火，龙胆泻肝汤加减：龙胆草6~10克，柴胡10~12克，栀子12克，黄芩10~12克，大黄10克，生地12~20克，泽泻12克，当归10克，甘草10克，川芎12克。

肾阴不足，水不涵木，肝阳上亢头痛，腰酸乏力，舌红苔薄，脉弦细，治宜滋阴平肝，六味地黄丸合天麻钩藤饮加减：天麻10克，钩藤12~15克，草决明15克，黄芩12克，牛膝12克，枸杞10克，杜仲10克，菊花10克，生地12克，丹皮10克，泽泻12克，茯苓15克。

二、临诊体会

1. 引起头痛的原因多种多样，临诊必须详加分辨外感、内伤、气血痰湿，才能对症下药。这里虽然将其主要证型予以分列，但需注意病情的交叉及夹杂。如瘀血可以夹痰，肝热可以夹痰，血瘀可以化热等复杂的变化，故不可拘泥于一方一药，需随证变通，灵活加减。

2. 头痛的寒热虚实不同，用药有很大差异。临床常用的药物：散风止痛用白芷、藁本、升麻、菊花；祛寒止痛用桂枝、细辛、麻黄、羌活；清热止痛用葛根、草决明、白蒺藜、白薇；活血止痛用川芎、郁金、枳壳、柴胡、丝瓜络、络石藤；泻火止痛用龙胆草、夏枯草、栀子、黄芩、大黄；祛痰止痛用陈皮、半夏、胆南星；平肝止痛用天麻、钩藤、生石决；滋阴止痛用生地、玄参、二冬等。

三、病例

1. 姚某，女，54岁，干部，病历号13488。1975年10月20日入院。

患者原有高血压病15年，经常头痛头晕，曾有多次昏倒史，近一周头痛头晕加重，面部及手足心热，嗜睡多梦，下肢浮肿，血压200/110毫米汞柱。脉弦，苔薄黄。西医诊断：高血压病二期。中医诊断：阴虚肝旺，肝阳头痛。

治以清热平肝潜阳：天麻10克，钩藤10克，草决明15克，黄芩10克，牛膝10克，坤草10克，寄生10克，菊花10克，杜仲10克，茯神12克，丹参15克，郁金15克，葛根15克，鸡血藤15克。愈风宁心片，5片，日服3次。药进4剂后，血压有所下降，头晕减轻，仍感头痛，大便干燥，饮食欠佳，腹胀满。血压140~160/90~100毫米汞柱。

11月17日诊：现仍有头痛，以顶部、枕部及右侧痛明显，便干，下肢无力，血压140~160/100~110毫米汞柱。前方加川芎12克，葛根30克。上方加减服用2周，头晕头痛减轻，血压降到120~140/80~100毫米汞柱。继服上方，巩固疗效。

按：本例为阴虚肝旺，肝阳上亢之头痛，治疗以清热平肝潜阳之剂。天麻、钩藤、菊花、草决明，清热、平肝熄风、镇静止痛；黄芩清肝热；丹参、葛根、鸡血藤、川芎活血；坤草镇静解肌止痛；寄生、杜仲、牛膝补肾降逆；郁金、茯神解郁，安神。治疗后血压下降，头痛减轻。

2. 李某，男，26岁，工人。

1978年9月8日初诊：3月前曾发生脑挫裂伤，昏迷15天，现仍有头晕头痛，记忆力减退，重则恶心呕吐，嗜睡，语言謇涩，反应迟钝，舌暗苔白，脉弦数。证属瘀血头痛。治宜活血行瘀通络。方药：白薇12克，川芎15克，当归12克，钩藤15克，菊花10克，络石藤18克，威灵仙18克，蝉蜕6克，红花10克，地龙15克，陈皮12克，丝瓜络3克，莲子心12克，甘草10克，珍珠母18克。另外，全虫1克，蜈蚣1条，共研细面冲服。

9月15日二诊：服上方6剂后，头晕头痛减轻，精神较好，讲话略有好转，舌略暗苔白，脉弦细。继服上方15剂。

9月30日三诊：头痛已除，说话较前清楚，但仍有头晕，记忆力差，脉细，苔白。治以活血补肾，巩固疗效。方药：枸杞10克，菊花12克，白薇12克，络石藤20克，丹皮12克，生地12克，泽泻12克，茯苓15克，川芎12克，当归12克，山药12克。

中　　风

中风以突然昏仆，不省人事，或口眼㖞斜，语言不利，半身不遂为主证。因起病急骤多变，与《内经》所说的风“善行而数变”的特点相似，故名曰中风。

祖国医学在长期的医疗实践中，对中风的认识及防治积累了丰富的经验。早在《素问·调经论》中就记载“血之与气并走于上，则为大厥，厥则暴死，气复反则生，不反则死”。《素问·生气通天论》中有“阳气者，大怒则形气绝，而血菀于上，使人薄厥”。对中风病因学说的沿革可以概括为两个阶段。在唐宋以前多以“内虚邪中”立论。如《灵枢经·刺节真邪》曰：“营卫稍衰，则真气去，邪气独留，发为偏枯”。《金匮要略》讲“络脉空虚”，然后风邪乘虚入中，并以病情之浅深轻重分为中经中络中脏中腑。到唐宋以后，金元时代刘河间认为是“心火暴甚”，曰：“中风瘫痪者，非谓肝木之风实甚而卒中之也，亦非外中于风尔，由乎将息失宜，而心火暴甚，肾水虚衰不能制之，则阴虚阳实而热气怫郁，心神昏冒，筋骨不用，而卒倒无所知也。多因喜、怒、思、悲、恐之五志，有所过极。而卒中者由五志过极皆为热甚故也”。李东垣认为是“正气自虚”，曰：“中风非外来风邪，乃本气病也。凡人年逾四旬，气衰者多有此疾；壮岁之际无有也；若肥者则间有之，亦形盛气衰，如此。”而朱丹溪则认为是“湿痰内热”所引起。三家之说各有发挥，但都着重于内在因素。明代张景岳更明确地指出：“本皆内伤积损颓败而然，原非外感风寒所致”，因此倡“非风”之说。清代叶天士又进一步阐明“精血衰耗，水不涵木，木少滋荣，故肝阳偏亢”的发病机理。

依照各家学说，我们理解中风一病，主要由于气血虚亏，阴阳失调，再加外来因素的诱发而患本病，轻者仅出现经络证候，如口眼㖞斜，半身不遂，或兼语言不利，重者表现神志不清、不省人事等证候。

一、病因病机

中风的发病是气血虚亏，心肾肝三经阴阳失调，加之忧思愤怒，或饮酒饱食等诱因，以致阴陷于下，阳浮于上，血随气逆，夹痰夹火，横窜经络，则㖞僻不遂，蒙蔽清窍，突然昏仆，不省人事，形成上实下虚，阴阳互不维系的危候。分述如下：

1. 年老体弱，阴阳失调，肾阴虚肾气不固，虚风内动，夹痰浊壅阻清窍，神明不用，则致突然昏仆不语。

2. 五志过极，心火暴甚，痰火内发，或肾阴不足，水不涵木，阴虚阳浮，热气怫郁，心神昏冒，遂致猝倒无知。

3. 饮食不节，脾失运化，聚湿生痰，痰郁化热，肝火夹热上逆，蒙蔽清窍，流走经络，是以突然昏仆，㖞僻不遂。

4. 气血虚衰，风邪乘虚入中经络，则形成口眼㖞斜，半身不遂，风邪中入脏腑，则突然昏仆。

二、辨证施治

中风之发生，不外阴阳之偏胜，气血逆乱，在标为风火交煽，气血壅塞，形成本虚标实，上盛下虚。但病情有轻重，病位有深浅。临床上可分中络、中经、中腑、中脏。口眼㖞斜，肌肤不仁邪在络。或左或右不遂，肢体不用，邪在经。昏不识人，便溺阻隔，邪在腑。神昏不语，唇缓涎出，邪在脏也。只中经络病位尚浅，已中脏腑病位较深。

1. 中经络

（1）经络空虚风邪入中：证可见肌肤不仁，手足麻木，突然口眼㖞斜，语言不利，甚则半身不遂，或兼见寒热，肢体拘急等。脉浮滑，苔白腻。此因正气不足，络脉空虚，腠理不密，风邪得以乘虚而入，引动痰湿流窜经络，故肌肤不仁，手足麻木。经络闭阻，气血流行不畅则发生口眼㖞斜、语言不利或半身不遂等症。由于风邪外袭，营卫不调，故可兼见寒热或肢体拘急，脉浮滑，苔白腻，为痰湿盛之表现。

治则：祛风通络，养血和营。

方药：大秦艽汤为主方。方中的地黄、当归、川芎、白芍以行血养血，即“血行风自灭”之意；羌活、防风以解表；白术、茯苓健脾化痰湿。痰湿重可去地黄。若无内热可去生石膏、黄芩，或加僵蚕、全蝎以祛风通络。半夏、南星以化痰湿。方例：黄芪20～30克，当归12～15克，川芎12～20克，熟地12克，鸡血藤12～15克，秦艽10～15克，羌活10～15克，白芍10克，威灵仙10～15克，全蝎粉1克，蜈蚣粉1克（后二味药冲服）。

脾虚气虚明显，加党参、茯苓、白术、陈皮。痰浊重，加半夏、南星、泽泻、天竺黄等。热重，加生石膏、黄芩、忍冬藤、莲子心、竹茹等。语言不利，加菖蒲、郁金、僵蚕。阳虚明显者，加桂枝、细辛。

（2）肾阴亏损，风火上亢：素有头痛、眩晕、耳鸣目涩，突然发生口眼㖞斜，舌强语謇或手足重滞，半身不遂，脉弦滑而数，舌红苔薄。此头痛眩晕，耳鸣目涩为风阳内动，上扰清窍所致，风阳挟痰走窜经络，故见口眼㖞斜，舌强语謇，手足滞重，半身不遂等症。舌红脉弦滑数，为阴虚阳亢，痰热内蕴之象。

治则：平肝潜阳，化痰通络。

方药：天麻钩藤饮加减。方中天麻、钩藤、石决明以平肝潜阳而熄风。牛膝、杜仲、桑寄生滋养肾阴以柔肝为主。如痰多可加川贝、竹沥、天竺黄之类。方例：天麻10克，钩藤10～12克，菊花10克，川芎12～15克，葛根15～20克，赤芍10～15克，黄芩10～15克，生石决明15～

30克，牛膝12～20克，红花10克，生地12～20克，威灵仙15克，全蝎粉1克，蜈蚣粉1克（后二味分冲）。

血压较高者，酌加旋覆花、赭石、茺蔚子、汉防己、地龙等。便秘，加麻仁、大黄、藿香、厚朴等。

2. 入腑入脏

（1）闭证：突然昏仆，不省人事，两手握固，牙关紧闭，面赤气粗，舌苔黄腻，脉弦滑而数者，为“阳闭”。如见静而不烦，面白唇紫，痰涎壅盛，四肢不温，苔白滑腻，脉沉迟者，为“阴闭”。此肝阳暴张，阳亢风动，气血上逆痰火壅盛，清窍闭塞，是以突然昏仆，不省人事。火性急迫，牙关紧闭，面赤气粗，两手握固，内风挟痰火为患，故舌苔黄腻，脉弦滑而数，是“阳闭”之证。如风痰偏盛，上壅清窍，神识闭塞，其证静而不烦，面白唇紫，四肢不温，为痰涎闭塞，阳气不能运行之“阴闭”证。

治则：闭证宜先开窍，再用平肝潜阳熄风豁痰等法。

方药：先用通关散取嚏。通关散方：南星、牙皂、细辛、薄荷、生半夏为末吹鼻，有嚏可治；继用开关散，开其牙关紧闭。开关散方：乌梅肉、冰片、生南星为末擦牙，其噤可开。

内服药：阳闭先用局方至宝丹，以芳香开窍，清痰热熄风，再用羚羊角汤加减，以清肝降火，滋阴潜阳。方中用羚羊角为清肝热熄风之药。火降风熄则气血亦不至上逆，神识得以渐苏，或加牛膝、益母草以引血下行。如果痰多则加天竺黄、陈胆星、川贝母、石菖蒲等以开窍化痰。方例：菊花10～12克，钩藤12～15克，竹叶6克，莲子心10克，生地10～12克，丹皮10～12克，川芎

12～20克，葛根15～20克，羚羊角粉0.5克，全蝎粉1克，蜈蚣粉1克（后三味分冲）。

局方至宝丹1丸，1日2次。

阴闭先用苏合香丸以芳香开窍，再用导痰汤，以天麻、僵蚕、石菖蒲、郁金等熄风豁痰。方例：党参12～15克，茯苓12～15克，半夏10～12克，南星6～10克，菖蒲10～15克，郁金10～15克，桂枝6～10克，威灵仙15克，络石藤12～15克，全蝎粉1克，蜈蚣粉1克（后二味分冲）。

苏合香丸1丸，一日2次。

（2）脱证：突然昏仆，不省人事，目合口开，鼻鼾息微，手撒尿遗，舌痿，脉细弱。是由于元气衰微，阴阳离决，则现口开目合心肝之绝，鼻鼾息微乃肺绝，手撒尿遗为脾肾两绝，属危证。舌痿脉细弱亦为阴血大亏，六阳欲绝之象。如兼见四肢逆冷，汗出痰壅，面赤如妆，脉或浮大无根，或沉弱欲绝，为阴竭于下，孤阳上越，有暴脱之危。

治则：脱证宜固，用益气回阳，或滋阴养血，引火归元等法。

方药：益气回阳急用参附汤，本方力专效速，人参用量应倍于附子。若肾阴大亏，虚阳浮越，足冷面赤，则用地黄饮子，以壮水制火。方中熟地、山萸肉、五味子以补真阴。石斛、麦冬滋阴液，菖蒲、远志豁痰开窍，佐以桂附引火归元，以固其下元。防其虚脱。方例：人参10～15克，附子6～15克，黄芪30～50克，山萸肉15～30克，五味子10克，枸杞子12～15克，白术12～15克，巴戟天10～15克。

（3）脱闭兼见：可固脱芳香开窍并用，或先偏重解决主要矛盾。病人清醒后，仍以平肝熄风，活血通络之剂治疗。

3. 中风后遗症

（1）病久气血虚亏，瘀阻脉络：证见言语謇涩，肢体麻木无力，行走困难等。治疗宜用益气养血，通络逐瘀。多用黄芪五物汤、补阳还五汤化裁：黄芪 20～30 克，当归 10～15 克，丹参 12～15 克，鸡血藤 15～20 克，川芎 15～20 克，葛根 15～20 克，红花 10 克，桃仁 10 克，威灵仙 12～15 克，络石藤 10～12 克，全蝎粉 1 克（分冲），蜈蚣粉 1 克（分冲），桂枝 6～10 克。

（2）阴虚阳亢，瘀阻经络：证见半身不遂，头痛眩晕，口苦咽干，烦躁易怒，大便秘结等。治宜平肝潜阳，通络逐瘀。多用天麻钩藤饮加活血通络逐瘀之品：野菊花 15～20 克，川芎 12～15 克，葛根 15～30 克，生地 12～20 克，牛膝 12～20 克，桃仁 10 克，红花 10 克，三棱 10～15 克，莪术 10～15 克，威灵仙 15～20 克，全蝎粉 1 克，蜈蚣粉 1 克（后二味分冲）。

（3）肾虚、脑髓空虚，二便不固：证见头晕目眩，智力减退，反应迟钝，腰酸腿软，抬举无力，遗尿等。治宜益气补肾，活血通络之剂。多用首乌延寿丹、五子衍宗丸加减：黄芪 15～30 克，白术 10～12 克，当归 10～12 克，川芎 12～20 克，葛根 15～30 克，红花 10 克，桃仁 10 克，千年健 12～15 克，女贞子 10～15 克，枸杞子 10～15 克，覆盆子 10～15 克，补骨脂 10～12 克，全蝎粉 1 克，蜈蚣粉 1 克（后二味分冲）。

三、临诊体会

1. 活血药的应用　对脑血栓形成的病人，应立即用有力的活血药，活血通络；对脑溢血者，急性期过后，或一周以后，也可使用活血药，促使血肿尽快吸收。常用药如：川芎、红花、桃仁、水蛭、虻虫等。

2. 补气药应用　中风后正气已伤，应该补气。但急性期以祛邪为主，重在活血通络，扭转病势；恢复期应加补气药扶正，以益气活血取得进一步恢复的效果。常用党参、黄芪等。

3. 补肾药的应用　中风多为老年病，素体肾亏。中风以后多有肾虚表现，如智力减退，四肢无力，甚则二便不固等。治疗中加用补肾药后，效果更好。

4. 虫类药应用　对中风病人，常用虫类药，以平肝熄风。虫类药对大脑功能的恢复有良好的作用。因此不论急性期、恢复期都应用才好。常用的虫类药有：全蝎、蜈蚣、僵蚕、乌梢蛇等。

四、病例

1. 尹某，男，46岁，干部。

病史：1976年12月17日，因患脑溢血，在外院治疗七日后，请郭士魁大夫会诊治疗。

12月25日初诊：病人深昏迷，肢体呈强直性瘫痪，左侧肢体时有抽搐，出汗，呃逆，脉弦缓，舌质红，舌卷，牙关紧闭。病属中风中脏。由闭转脱。治宜扶正祛邪，平肝熄风，芳香开窍为主。佐以益气固脱。方用：

（1）天麻10克，钩藤20克，菊花12克，桑寄生20克，防风10克，威灵仙15克，秦艽12克，元参15克，竹叶10克，丹皮15克，黄连粉3克分冲，莲子心10克，石菖蒲10克，郁金12克，全蝎4克，蜈蚣2条。

（2）局方至宝丹1丸，苏合香丸半丸，一日二次。

（3）生黄芪30克，山萸肉12克，玉竹20克，水煎，日分二次服下。

服药三天之后，见脱闭之症状均有好转，如牙关紧闭、四肢抽动均有减轻，出汗减少，舌能伸出，舌质稍红，脉弦缓，病机好转，仍以扶正祛邪之法为治。在原方中去菊花，加生石膏20克，羚羊角粉1克。局方至宝丹继用二天。

1977年1月3日二诊：病人仍昏迷，不省人事，呃逆。料理中不慎而受外感，有发热、咳嗽、喉中痰声，脉弦缓，舌红苔黄腻。证属正衰邪重，治宜扶正祛邪，平肝熄风，芳香开窍，益气固本。方用：

（1）天麻10克，钩藤20克，元参20克，连翘15克，莲子心10克，丹参12克，竹叶6克，陈皮12克，天南星12克，黄芩12克，冬瓜仁12克，杏仁10克，川贝母10克，百部12克，芦根20克，双花20克，黄连粉4克（分冲）。水煎至300毫升，日分三次服下。

（2）黄芪30克，山萸肉12克，玉竹25克，煎服。

（3）广角3克、羚羊角粉1克，浓煎二次，送苏合香丸半丸，日二次服下。

（4）僵蚕2.5克，全蝎3克，蜈蚣1条，研末分次冲服。

1月11日三诊：仍昏迷，神情衰弱，但体温已正常，痰减少，四肢抽动及呃逆减轻，脉弦数，舌红。治疗仍益气固脱为主，佐以芳香开窍，平肝熄风。方用：

（1）生晒参10克，生黄芪30克，山萸肉12克，枸杞10克，玉竹25克，当归6克，白术15克，甘草10克。

（2）天麻10克，钩藤15克，丹参15克，莲子心6克，竹叶10克，丹皮10克，细生地10克，元参10克，郁金15克，蝉衣10克，黄连粉3克（分冲），全蝎粉2克，蜈蚣粉2克，僵蚕面2克（后三味分冲）。

（3）羚羊角粉1克，广角粉3克，浓煎送苏合香丸半丸，日二次。

2月8日四诊：神志渐醒，汗多，咽喉尚有痰声，脉弦缓，舌质暗红，苔黄厚腻。正气仍虚，病入血分。治宜益气固本，平肝养血活络。方用：

（1）天麻10克，钩藤20克，忍冬藤30克，葛根25克，川芎15克，当归12克，生地15克，鸡血藤15克，威灵仙18克，丹参20克，络石藤20克，郁金12克，珍珠母30克。

（2）蜈蚣1条，僵蚕粉3克（分冲），羚羊角粉1克（分冲），广角粉3克（分冲）。

（3）红人参10克，生黄芪30克，枸杞子15克，玉竹20克，白术15克，山萸肉12克，甘草10克。

3月22日五诊：昏迷87天后，神志开始恢复，肢体可以自主活动，但左侧肢体活动稍差，左眼斜视，大便干，脉弦，苔白腻。继续治疗，仍以前法为治。方用：

（1）钩藤20克，菊花15克，忍冬藤30克，川芎12克，丹参25克，赤芍15克，红花10克，桃仁10克，菖蒲12克，威灵仙20克，络石藤20克，黄连粉3克（分冲），青葙子15克，僵蚕3克，全蝎粉3克，蜈蚣2条，天麻粉3克（分冲）。

（2）红人参3克，生黄芪30克，山萸肉12克，枸杞15克，黄精18克，甘草3克。

服药后病情继续好转，能下床自己走动，讲话亦较清楚。

按：此病例起病急骤，先有剧烈头痛，呕吐，继而昏倒不省人事。出汗发热，有脑膜刺激症状。脑脊液为血性，已往无高血压病史。中医谓之曰“中风”。多由肝肾阴虚，阴虚阳亢，肝阳化风，风痰上扰，阻塞血脉，气血并逆于上所致。实属本虚标实。病人昏迷仆倒、四肢抽搐、牙关紧闭，是为闭证；出汗、呃逆、脉弦细则为脱象，脱闭兼见。治疗上用大剂平肝熄风，芳香开窍，佐以扶正。全蝎、僵蚕等熄风通络药对四肢抽搐有作用；重用黄芪、人参、山萸肉益气固脱。中风之症变化多端，治疗之法随着各个阶段也相应变化，如感冒发热，喉间痰鸣有表证时，加清热化痰药；神志清醒，肢体活动欠灵活时，则加活血养血通络药；中风病久，灼耗阴液，养血育阴为治本之法。但治疗中扶正祛邪的原则不变。虽然昏迷87天，病人终于清醒过来，下地活动，转危为安。

2. 李某，男，58岁，干部。

病史：1978年4月患脑血栓形成，左侧偏瘫，经外地治疗好转后，于1979年3月8日转来郭老处治疗。当时病人走路蹒跚，离不开拐杖并需人扶持才敢迈步，双足擦地碎步移动。体胖，表情呆滞，反应迟钝，智力明显减退，嗜睡，语言謇涩，回答问题迟缓或不切题，大小便不能自控，舌胖质略黯，苔白腻，脉沉弦，心律整，血压164/110毫米汞柱，高血压病史十余年。证属肾虚风中经络。治宜活血通络，熄风补肾。方用：川芎15克，葛根20克，丹参30克，威灵仙20克，红花10克，络石藤15克，菖蒲12克，生黄芪30克，郁金15克，茺蔚子30克，菟丝子25克，金樱子15克，女贞子12克，全蝎粉1克，蜈蚣粉1克（后二味分冲）。

1979年3月29日二诊：服前方16剂，精神有好转，上述症状均较前减轻，如回答问题较前流利，错话减少，遗尿减轻，但步履仍艰难，嗜睡。脉沉弦，舌胖，苔略白，血压170/100毫米汞柱。治则同前。方用：川芎15克，葛根20克，丹参30克，威灵仙20克，络石藤15克，红花10克，菟丝子20克，金樱子15克，茺蔚子30克，益智仁10克，牛膝15克，郁金12克，珍珠母30克，全蝎粉1克，蜈蚣粉1克（后二味分冲）。

方中加牛膝以增强补肾强筋骨活血通络之功，加益智仁增强补肾固涩之力。

5月10日三诊：服药30剂，四肢活动明显进步，但仍酸软无力欠灵活，自觉口干目干，嗜睡，遗尿减少，曾有一次心前区疼痛约1～2分钟，舌胀黯苔白，脉细，血压160/100毫米汞柱。治疗同前，上方中加麦冬12克，玉竹12克以养阴。

5月17日四诊：表情仍较呆滞，讲话少，小便基本可以节制，可看报纸的标题，能听懂广播，自行到门前散步。自觉双足发凉。舌胖质黯苔白，脉沉细，治疗仍宗上方继服。

6月7日五诊：一般情况有明显好转，嗜睡减轻，精神尚活跃，回答问题较流利，二便尚可节制。舌胀黯苔白，脉沉细而弦，血压160/100毫米汞柱。方用：川芎15克，葛根20克，威灵仙20克，络石藤15克，首乌12克，女贞子15克，枸杞子15克，黑芝麻15克，黑桑椹12克，忍冬藤20克，泽泻15克，牛膝15克，菟丝子12克，当归10克，车前草10克。

方中加黑芝麻、黑桑椹滋补肝肾，泽泻、车前草淡渗利湿。

7月17日六诊：讲话较前连贯清楚，下肢活动较前灵活，可在院内散步，二便完全能控制，舌胀黯苔薄白，脉沉细而弦，血压175/105毫米汞柱。方用：川芎15克，当归15克，葛根30克，威灵仙20克，丹参20克，络石藤15克，黑芝麻12克，菟丝子20克，女贞子15克，枸杞子20克，金樱子20克，忍冬藤20克，泽泻15克，牛膝15克。

8月16日七诊：精神好，情绪活跃，见熟人能主动打招呼，讲话流利，回答切题，能持续读报30分钟，食欲好，二便正常，可依杖到较远处独自散步，头秃顶处生出黑发，脉沉细弦略数，舌质黯胀有瘀斑，血压150/100毫米汞柱，心律整，心率90次/分。病人提出近日带方返乡继续治疗。方用：川芎15克，丹参30克，当归15克，威灵仙20克，络石藤15克，忍冬藤20克，菟丝子30克，女贞子15克，金樱子12克，首乌藤15克，红花10克，黑桑椹12克，黑芝麻10克。

按：此病例中风后近一年，久病气血虚亏，肾虚明显，如腰酸腿软，乏力，肾司二便，肾虚二便不固；肾生髓，脑为髓之海，肾虚则脑髓空，病人有精神呆滞，反应迟钝，智力低下等。治疗上除活血通络外，应益气补肾以固本。用首乌延寿丹、五子衍宗丸加减，肾足则脑髓充，筋骨健。中风后常用虫类药，除有熄风作用外，从临床实践经验认为，它对恢复智力有特殊功效。

眩　晕

眩晕是中医临诊中最常见的病证之一，眩与晕不同，《证治准绳》说的很清楚：“眩谓眼黑眩也”，“运如运转之运，世谓之头旋是也”。眩指眼前发黑的感觉，而晕又称运，是一种旋转的感觉，如现在的美尼尔综合征即属于这一类。有时两者常常是兼而有之，故一般统称为眩晕。引起眩晕的原因很多。《寿世保元》中说“风寒暑湿，气郁生涎，下虚上实，皆晕而眩”，因此治疗上要仔细辨证，对证下药。

一、辨证施治

1. 肝阳上亢 《素问·至真要大论》说：“诸风掉眩，皆属于肝”。肝阳上亢引起的眩晕临床上十分常见，高血压、动脉硬化引起的眩晕多属此类，病人眩晕较重，伴有心烦易怒，面红口干，舌苔薄黄，舌质红，脉弦细或弦。肝阳上亢的病人又可分为阴虚阳亢与肝阳亢盛二类：

（1）阴虚阳亢：由于肾阴不足，肝阳上亢而眩晕者常伴有腰酸腰痛、乏力遗精等肾虚症状，舌红、脉弦细。治疗上用滋阴平肝，杞菊地黄丸加减：菊花10~12克，枸杞10~12克，生地10~12克，丹皮10~12克，茯苓10~15克，泽泻10~12克，山萸10克，杜仲10~12克，女贞子10~12克，旱莲草10克。

（2）肝阳亢盛：偏实证者，脉弦有力，体壮。宜用验方平肝清热，清肝汤加减：白薇10~12克，葛根10~15克，菊花10~12克，钩藤12~20克，生龙骨20~30克，生牡蛎20~30克，黄芩10~12克，草决明10~15克，磁石30克。

2. 肝气郁结 多见于更年期，易怒心烦，两胁作胀，伴有头痛，脉弦，苔腻，治疗上尚需根据体质情况而定，体质较好可用逍遥散加减，但一般这类病人多兼虚证，可半补半消，宜用小柴胡汤加减：党参10~12克，丹参10~12克，甘草10克，杭芍10~12克，陈皮10克，法半夏10克，苏木10克，柴胡10克。

3. 肝火眩晕 为实证，如真性红细胞增多症、高血压初起等多见，以头晕为主，伴有头痛，头胀，目赤，心烦口干，便秘尿黄等，脉弦有力，苔黄或黄腻。治疗上用平肝泻火，龙胆泻肝汤加减。龙胆草10～12克，栀子10～12克，柴胡10～12克，黄芩10～12克，黄连6克，川芎10～12克，泽泻10～12克，

瘀血明显者加桃仁、红花。热象明显者加银花、连翘。

4. 肾虚眩晕　多见于老年人，脑动脉硬化、低血压，病人体弱，腰酸腰痛，夜尿多，足跟痛，倦怠乏力，脉沉细，苔薄舌红。治宜滋阴补肾。可用首乌延寿丹，每日2～3次，每次1丸；或用六味地黄汤加减：菊花10～12克，生地10～12克，丹皮10克，泽泻10～12克，牛膝10～12克。

5. 水湿眩晕　《寿世保元》说“……湿则重滞，此四气乘虚而眩晕也”，由于脾虚，水湿不化，阻抑清阳引起，常伴有胸闷乏力、腹胀嗳气、浮肿等症。脉滑苔白腻，宜用温阳化气，健脾利水，苓桂术甘汤加减：茯苓10～15克，桂枝10～12克，甘草10克，泽泻10克，山药10～12克，苍术10克。

6. 血虚眩晕　多为失血、产后贫血等引起，龚廷贤谓“血海虚损或瘀不行，皆能眩晕”。眩晕、眼花，面色苍白，疲乏无力，脉细、舌淡。治宜养血补气、清头目，白薇汤加减：党参10～12克，白薇10～12克，当归10～12克，甘草10克，丹参10克，菊花10克。

7. 痰浊眩晕　《丹溪心法》曰“无痰不作眩”。由于脾失健运，水湿停聚，蕴而生热，灼津成痰，阻遏气机，清阳不升，浊气不降而为眩晕。治宜健脾祛痰，温胆汤加减：陈皮10克，半夏10克，茯苓12～15克，甘草10

克，枳实10克，苍白术各10克，川芎10克，泽泻10克。

二、病例

张某，男，46岁，教员。

高血压16年，血压160～180/100毫米汞柱，头痛头眩，头晕眼花，失眠多梦，记忆力减退，头重脚轻，走路虚飘，胸闷，胃脘胀满，脉弦细而缓，舌胀微赤，薄白苔。心肺（－），中医诊断：眩晕（阴虚阳亢型），西医诊断：高血压病。治以滋阴平肝降逆：枸杞12克，菊花12克，女贞子10克，旱莲草10克，首乌15克，地黄15克，山萸肉12克，茯苓12克，五味子6克，酸枣仁18克，远志10克，瓜蒌15克，半夏10克，黄连5克，生石决明24克。

二诊：前方服三剂头晕减轻，可顺利阅读报纸，睡眠有好转，胃脘胀满，脉舌同前。前方去山萸肉、黄连，加竹茹6克，黄芩炭12克。

三诊：前方服6剂，头晕已不明显，再以原方去黄芩炭加黑桑椹12克继服。

随访1个月，病情稳定。

按：本例头重脚轻，失眠多梦，病已16年，乃重在补肾，方用生地、女贞子、旱莲草、枸杞滋阴补肾，茯苓健脾，枣仁、远志、五味子养心安神，瓜蒌宽胸，黄连、生石决明清肝降逆，而治之获效。

发　热

发热是临床常见的一个症状，许多疾病都可以伴有发热。发热可分内伤、外感两大类，无六经形证者为内伤发热。

一、辨证施治

1. 虚劳病人低热，日晡潮热，午后颧红，口干。常用柴胡清骨饮或青蒿鳖甲汤加减治疗：银柴胡10~12克，秦艽10~12克，地骨皮10~15克，知母10~20克，青蒿10~15克，当归10~12克，麦冬10~15克，鳖甲15~30克，甘草6克。

伴咳嗽者加杏仁、枇杷叶、百部。食欲不好者加炒麦、谷芽。

2. 气虚发热，日久不愈，少气懒言，畏寒无力，面色苍白，脉弱或数。常用补中益气汤加减：党参10~20克，柴胡10克，升麻6~10克，陈皮10~12克，白术10~15克，生芪15~30克，当归10~12克，地骨皮10~15克，青蒿10~12克，白芍10~15克，女贞子10~20克，生姜6~10克，大枣20个。

3. 血瘀发热病人，发热而有肌肤甲错，舌质黯紫，脉细涩。常用大黄䗪虫丸合逍遥散或血府逐瘀汤加减：当归10~15克，白芍10~15克，柴胡6~10克，白术10~15克，茯苓10~15克，益母草10~15克，赤芍10~20克，昆布10~12克，海藻10~12克，玫瑰花10克。

4. 外感风热：发热口渴，面赤尿红。用辛凉解表方药，如银翘散或桑菊饮等加减：双花10~12克，连翘10~12克，杏仁10克，桑叶6~10克，茯苓10~15克，芦根10~15克，大青叶10~12克，薄荷3~6克（后下），甘草6克。

5. 外邪犯肺，肺热咳嗽发热。用麻杏石甘汤或三拗汤加板蓝根、大青叶等清热解毒药。小儿肺炎中毒症状严重，口周发青发白，邪闭于内，此时应用微辛微温之法如参苏饮、杏苏散之类。喘重也可用三拗汤加减：

麻黄3~6克，杏仁10~12克，生石膏15~30克，连翘15~20克，茯苓10~15克，板蓝根10~15克，苏子3~10克，甘草6克。

6. 发热而心火肝热动风，上扰神明。除用清热解表疏风药外，加用“三宝”：热重神昏，热入心包，宜用安宫牛黄丸；心火肝热抽风或有风动先兆，如弄舌发惊加至宝丹；高热口渴，烦躁便秘加用紫雪丹，如无紫雪可用碧雪（绿雪），效略逊紫雪。方用：沙参12~20克，麦冬10~15克，栀子10~15克，生石膏20~50克，黄芩10~15克，知母10~20克，大青叶10~15克，蒲公英20~30克，菖蒲10~12克，郁金10~15克，钩藤10~12克，僵蚕10~12克。

安宫牛黄丸1丸，一日2次。

7. 发热恶寒，外感风寒，无汗。用杏苏饮、参苏饮、麻黄汤、桂枝汤之类方药。轻者以苏叶、苏梗代替麻、桂。如九味羌活汤中，以羌活代麻黄：苏叶梗各6克，杏仁6~10克，牛蒡子6~10克，板蓝根10~15克，黄芩10~15克，羌活10~15克，甘草6克。

8. 发热恶寒，寒热往来为少阳病。应与疟疾鉴别。先恶寒后发热，发作有定时为疟疾。用截疟七宝饮之类，寒热往来无定时，为少阳病，小柴胡汤加减。柴胡10~12克，黄芩10~15克，半夏10~12克，连翘10~12克，双花10~12克，麦冬10~15克，竹茹6~10克，生姜6~10克，大枣15个，甘草6克。

9. 阳明病发热而渴，不恶寒用白虎汤。气虚用人参白虎汤加减：生石膏30克，知母30克，黄芩15克，栀子12克，蒲公英30克，地丁30克，甘草6克。

10. 发热而有阳明腑实证，大便难，痞满坚燥实，用大承气汤。燥实坚用小承气汤。痞满为主用调胃承气汤加减：沙参10～15克，知母10～15克，生石膏20～30克，连翘10～15克，大青叶10～15克，黄芩10～15克，大黄3～6克，厚朴5～10克。

11. 阳明病大热便结可发生谵语，此因胃气不和，用调胃承气汤加减。黄连10克，黄芩12克，大黄10克，甘草10克，全瓜蒌15克，陈皮10克，枳壳10克，茯苓12克，生石膏30克。此证与热入心包致谵语不同。阳明病高热谵语有发烦、躁动之特点，属阳证实证。

辨谵语之虚实：实者谵语为阳证，谵语者妄语也。虚者郑声为阴证。郑声者重语也，病人喃喃细语，重复不已，语意不清。

12. 秋燥为感受秋令之燥气而患病。有小寒而燥，证见恶寒，无汗，头痛，身热，口干或有干咳，舌苔薄白少津，与外感风寒相似，也用微辛微温法如参苏饮之类。温燥伤肺，见干咳无痰，发热口渴，唇燥咽干，舌苔薄白少津，用清燥救肺汤加减：南沙参10～15克，麦冬10～12克，杏仁10～12克，枇杷叶10～12克，双花10～12克，黄芩10～15克，川贝10～12克，生石膏15～30克，甘草6克。

13. 热痹，发热口渴，面赤，关节痛红肿，肢体或有红斑，用宣痹汤加味。热重加银翘散之类。有红斑，阴虚加活血养阴药，如增液汤等加减：元参10～30克，双花10～15克，连翘10～15克，大青叶10～12克，生地10～30克，当归10～15克，赤芍10～15克，桑枝10～15克，海风藤10～15克，海桐皮10～15克，络石藤10～12克，甘草6克。

14. 风寒为主之关节痛，畏风怕冷，治疗宜祛风温经通络，用独活寄生汤加祛寒药。肿痛日久畏风寒，用辛温之剂祛寒通络如桂枝芍药汤、芍药知母汤，重用附子温经，出汗多加黄芪。秦艽10～15克，桂枝6～10克，芍药10～15克，知母10～15克，细辛3克，附片6～10克，桃仁10克，红花10克，海桐皮10～15克，海风藤10～15克，寄生20～30克。

15. 发热，热邪内陷，热入血分，舌质黯紫，其人如狂，用桃仁承气汤。热入血室，其人发狂用抵当汤或抵当丸加减：桃仁10克，红花10克，赤芍10～15克，丹参10克，生地10～15克，栀子10～15克，黄柏10～15克，大黄6～10克。

16. 饮食停滞，微热嗳腐，不欲食，脘闷便秘，小儿多用至宝锭、救急散、保元丹等，成人多用保和丸。便秘用一捻金（清下）、七珍丹（温下）、宝赤万应散等。方例：茯苓10～12克，炒白术10～12克，陈皮10克，炒莱菔子10～15克，炒三仙各10克，焦槟榔10克，连翘10～15克，大黄6～10克。

17. 老人及体弱者，表虚汗出外感发热，用扶正益气解表如补中益气汤、玉屏风散等加解表药。方例：黄芪15～30克，白术10～12克，防风10克，双花10～12克，连翘10～12克，杏仁10～12克，大青叶10～12克，枇杷叶10～12克，甘草6克。

18. 少阴病（表邪入里或直中），少阴病的麻附细辛汤证即为直中。久之表邪内陷入少阴宜急下泻热存阴，泻下即止，以免数下亡阴。方例：党参10～20克，麦冬10～15克，五味子10克，细辛3克，附片6～10克，桂枝10克，干姜10克，甘草6克。

19. 湿热内蕴，发热倦怠，纳呆腹胀，口干烦躁，尿频而黄，脉滑数，舌红苔腻。治宜清热利湿：生地

10～15克，元参10～12克，麦冬10～12克，黄芩10～12克，瞿麦10～12克，冬葵子10～15克，木通10～12克，滑石12～20克，车前子10～15克，苍术10～12克。

发热的治疗原则是有是证而用是药，不拘泥一方一证。病机转了即应易法更方，尤其急性热病，变化快，应随时观察病情，视证用药。

二、病例

1. 汲某，女，37岁，工人。

1979年2月7日初诊：患者发热恶寒2天，无汗，头痛，全身骨节酸痛，咳嗽，痰少，喉间发堵，体温38.9℃，舌质正常，苔白厚腻，脉浮数。证属外感风寒化热，治疗以辛温解表稍佐清解之剂：苏叶6克（后下），杏仁10克，前胡10克，牛蒡子12克，板蓝根15克，荆芥穗6克，薄荷6克（后下），陈皮10克，大青叶15克，甘草6克，芦根12克。

2月10日二诊：进前方一剂，诸症大减，体温退至37.4℃，二剂后体温正常，全身痛除，患者只感胸闷，腹不适，下气多，便干纳差，脉滑数，苔黄厚腻。治以和中健胃化滞：藿香10克，厚朴10克，苏叶6克（后下），大腹皮10克，白芷6克，陈皮12克，神曲15克，莱菔子10克，焦楂10克，马尾连10克，甘草6克。

进前方二剂，胸闷腹胀除，大便已解，食欲进步，治愈上班。

按：本例为外感风寒化热发烧，以苏叶、芥穗辛温解表；杏仁、前胡宣肺止咳；板蓝根、大青叶、牛蒡子、薄荷清热解表；芦根养阴清肺；陈皮、甘草调理脾胃。服一剂后体温基本消退，二剂后体温正常，又以和中健胃化滞之剂调理之。

2. 姜某，女，30岁，干部。

1965年8月3日初诊：患者因低烧一年，3个月来间断出现高烧而住院。1964年9月始出现低烧，头晕，乏力，身酸痛，体温37.2℃～37.7℃之间，曾在某医院就诊，未找出病因，中西药治疗，体温仍然不退。1965年6月7日突然高烧，体温39.8℃，伴寒战，某医院看急诊，疑为上感用西药治疗后体温下降。7月11日又有类似高烧发生。两日来又寒战高烧，伴头晕头痛，全身肌肉酸痛，有时恶心纳差，口干，手足心热，有时便溏，尿频，无尿痛、尿急，脉沉细，薄黄苔，体温39℃。白细胞17000/立方毫米，中性59%，淋巴36%，肝功正常，胸透正常。尿常规：红细胞10～15，白细胞5～6，尿培养：大肠杆菌。西医诊断：发烧待查，慢性肾盂肾炎。证属湿热内蕴。治疗以养阴清热利湿之剂：生地15克，元参15克，瞿麦12克，冬葵子12克，黄芩10克，萹蓄10克，木通3克，滑石18克，甘草10克，双花12克，车前子15克（包）。

8月12日二诊：进前方二剂体温渐退，现仍有低热37℃～37.6℃，病人感疲乏无力，轻度腰酸，无尿频尿急等证。脉细无力，舌苔薄白。仍宗前方加减：生地18克，当归12克，元参20克，山栀子10克，丹皮12克，黄芩10克，柴胡12克，木通5克，冬葵子15克，双花15克，滑石15克（包）。

上方加减服用20剂，体温37℃左右，病情明显好转，食欲进步，尿培养已无细菌生长。再以前方加党参15克继服，自10月2日起体温正常，又观察治疗一个月，病人已无自觉不适，尿常规正常，尿培养阴性，于11月6日治愈出院。

按：本例长期低烧达一年之久，证见精神倦怠，口干，手足心热，尿数便溏。尿检有红白细胞，尿培养为大肠杆菌。用生地、元参养阴；黄芩、双花清内热；瞿麦、萹蓄、冬葵子、木通、滑石、车前子清热利湿，此方加减服用50剂体温正常，尿培养阴性而治愈。

痹　证

痹证乃外邪侵袭人体引起肌肉、关节、筋骨不利的统称。西医的风湿热、类风湿性关节炎、关节风湿症，皆属于中医痹证。它主要由风、寒、湿三气所致。《素问·痹论》说："风寒湿三气杂至，合而为痹也。其风气胜者为行痹，寒气胜者为痛痹，湿气胜者为著痹也。"行痹游走不定，痛无定处；痛痹筋骨疼痛，痛处相对固定；湿痹则疼痛而有肿胀、麻木。风寒湿气在人体内停留日久，亦可郁而化热成为热痹。所以临床上可将它分为二大类。

一、辨证施治

1. 风、寒、湿痹　症见四肢关节疼痛，风气胜者为游走性，以寒湿为主者则疼痛部位固定，关节活动受影响，屈伸不利，局部可有肿胀，遇冷加剧，得温则减，恶风寒，身体沉重或烦痛，舌苔薄白，脉细、沉细或弦细。治宜祛风除湿、宣痹止痛。

（1）独活寄生汤加减：羌活10克，独活12克，桑寄生12～15克，秦艽12克，防风12克，细辛3～6克，当归12克，赤芍12克，川芎12克，生地12克，牛膝12克，杜仲12克，党参12克，茯苓12克，桂枝10克。有祛风湿、强筋骨、补气血、补肾作用，扶正而祛邪，使肝肾强而痹证愈，运用于体虚痹证。

（2）桂枝芍药知母汤加减：桂枝10克，赤芍12克，甘草10克，麻黄6～10克，白术10克，知母10克，防风12克，炮附片10克。《金匮要略》以它治疗“诸肢节疼痛”,“脚肿如脱”。可用于治疗类风湿性关节炎，痛处固定而关节肿胀者。

（3）蠲痹汤加减：黄芪12克，当归12克，赤芍12克，羌活10克，防风10克，片姜黄10克，甘草10克，穿山龙12克。有除湿疏风作用，其补气，使气行则血行，血行则风散，驱散风湿而祛痹。

2. 湿热痹　痹之因于寒者固多，痹之兼于热者亦复不少，多见于风湿热病人。病者发热口渴，咽红面赤，关节红肿，痛处固定，屈伸不利，舌苔黄或黄腻，脉滑数。治宜养阴清热、凉血通络。《温病条辨》谓：“湿聚热蒸，蕴于经络，寒战热炽，骨骱烦痛，舌色灰滞，面目萎黄，病名湿痹，宣痹汤主之”。方用防己15克，杏仁10克，连翘12克，滑石15克，山栀10克，苡米15克，半夏10克，蚕砂10克，双花12克。痛重加片姜黄、海桐皮，有红斑者加秦艽10克，大青叶12克，忍冬藤15克，板蓝根12克，清热疏风，使微汗出，退热消斑。关节痛重加牛膝15克，海桐皮、豨莶草各15克。

“寒伤阳，热伤阴”，湿热痹证日久伤阴则症见阴虚盗汗，五心烦热，心悸气短，舌质红，脉细数，临床上风湿性心肌炎迁延日久就属于这种情况。治疗宜宣痹汤合白虎汤（石膏、知母、甘草、粳米）加减。

如病人咽痛，咽喉红肿，扁桃腺肿大，需加养阴清热药，用养阴清肺汤加减（玄参、生地、黄芩、山豆根，射干等）。局部用冰硼散（冰片、硼砂、黄连粉、青黛）涂敷或漱口（以冰硼散3克，加水500毫升，含漱，每日4~5次）。亦可用锡类散涂敷。

湿热痹证伴有心悸、气短、脉结代（心肌炎、心电图有ST-T改变、房室传导阻滞及心律失常者）需配合滋阴清热、补心安神。补心丹加减：生地12~15克，五味子10克，当归12克，天冬、麦冬各10克，柏子仁10克，党参10克，玄参10克，丹参10克。

二、临诊体会

1. 风寒湿痹常配合活血通络药，即通则不痛，来提高治疗效果，常用活血药有丹参、川芎、赤芍、当归、桃仁、红花、鸡血藤，常用通络祛风药有豨莶草、海桐皮、海风藤、络石藤。

2. 风寒湿痹痛以下肢为主且有腰痛，年迈体弱或久病肾虚者，宜补肝肾，用牛膝、杜仲、桑寄生、川断等。

3. 风寒湿痹关节肿痛除内服药外，可用活血洗剂，每日1~2次，温热外洗，能促进肿胀消退。

4. 痹证夹痰湿者《证治准绳》谓："肥人多是风湿与痰饮流注经络而痛，宜南星、半夏"。可用疏风活络，健脾化痰之剂，二陈汤合桂枝芍药知母汤。

三、病例

刘某，女，26岁，干部。

1965年6月21日初诊：四肢关节游走性疼痛、肿胀三年，四月份来反复出现结节性红斑、经常易感冒，咽红肿痛。目前关节肿痛尤以下肢为重，出现红斑，发热，口渴，咽喉肿痛，纳差乏力而收住院治疗。体温38℃，扁桃体双侧肿大（++），心率106/分，律齐，血沉29毫米/小时，脉细数，苔黄腻。西医诊断：风湿热。中医诊断：湿热痹。治宜清热解毒，利湿宣痹。处方：双花30克，连翘30克，地丁15克，牛膝12克，丹皮12克，板蓝根18克，当归12克，地黄18克，黄连10克，白茅根18克。

6月28日二诊：前方服6剂，体温已降至正常，精神食纳有好转，下肢膝关节红肿消退，但仍有上肢红斑，四肢关节痛，脉细，苔薄，药以清热利湿宣痹。调整处方：黄柏6克，忍冬藤15克，滑石15克，秦艽6克，生苡仁15克，蚕砂12克，豨莶草12克，海风藤15克，牛膝15克。

7月12日三诊：体温已退，关节疼痛较为明显，怕风，出汗多，脉舌同前，治疗重在扶正祛邪，活络止痛。处方：羌活6克，防风10克，秦艽10克，桑寄生15克，赤芍10克，当归10克，牛膝15克，桂枝10克，党参12克，杜仲18克。此方服用一个月出院，关节疼痛减轻，红斑消退，未再复发，血沉降到10毫米/小时。

消　渴

糖尿病属于消渴范畴。消渴这一病名称有两种涵义，仲景《伤寒论》上讲到的消渴，是指渴欲饮水的症状而言。而《金匮要略》中的消渴是指以多食、多饮、多尿为主证的消渴病，即糖尿病，又名消瘅。

早在《内经》中对本病已有认识，《灵枢经·五变》提出“五脏皆柔弱者，善病消瘅。”并根据临床证候不同而分别称之谓“消瘅”、“消渴”、“鬲消”、“肺消”等名称。

一、病因病机

1. 醇酒厚味，损伤脾胃，运化失职，酿成内热，蕴结化燥，消谷耗津而发为消渴。《素问·奇病论》谓:“此人必数食甘美而多肥也，肥者令人内热，甘热令人中满，故其气上溢，转为消渴”。《丹溪心法》说:“酒面无节，酷嗜炙煿……脏腑生热，燥热炽，津液干焦，渴饮水浆而不能自禁”。由此可见饮食不节与本病发生有很大的关系。

2. 七情过极，郁而化热，消铄津液，以致阴虚阳亢，也能引发消渴。《灵枢经·五变》:“……怒则气上逆，胸中蓄积，血气逆留……转而为热，热则消肌肤，故为消瘅”。刘河间说:“耗液而损血，郁而成燥者，由风能胜湿，热能耗液。”盖七情过极，皆从火化，热甚则伤阴，阴伤则热益甚，相互影响，因而可发生消渴。

3. 恣情纵欲，肾虚精耗，肾虚则固摄无权，精耗则气不化水，故小便多而消渴。

凡各种因素，都可引起阴虚燥热，阴虚与燥热往往互为因果，热之甚由于阴之虚，而阴之虚又由于热之甚，其始则异，其终则同。故《临证指南医案》提出“三消一证，虽有上、中、下之分，其实不越阴亏阳亢，津涸热淫而已。”可见本病要点在于“阴虚阳亢”，若迁延日久，阴损及阳，导致肾阳亦虚。亦有素体阳虚，而发病就兼有肾阳不足的症状，但实属少数。

二、辨证施治

根据消渴病的多饮、多食、多尿这三个主证，区分为上、中、下三消。以口渴多饮者为上消；多食善饥者为中消；多尿如脂者为下消。根据历代医家的论述，结合临床实践，应以三多症状的孰轻孰重，作为辨证施治的标志。总之，虽有上、中、下三消之分，均与脾、肺、肾有关，谓之：原其本为一，其标有三。上消者以清热润肺，生津止渴；中消以清胃养阴；下消滋阴补肾（兼有阳虚的温阳）为基本治则。

1. 上消　由于胃火熏灼，或心火移热于肺，肺阴耗伤，肺津不能输布则烦渴欲饮，口干舌燥，小便频多，乃燥热内燔，故渴欲饮水以自救，饮水虽多，亦不能奉化为津液，肺失治节使水液直趋于下，皆从小便出。舌边尖红，苔薄黄，脉洪数，均系热盛之征。治疗上清热润燥，生津止渴。消渴方加味，重用花粉15～30克，以生津止渴；佐以黄连10克，清心降火；生地10～15克，麦冬、知母各10～12克，养阴增液，服药时最好加点藕汁。若苔黄腻厚而燥，烦渴引饮，脉洪大者乃阳明气分燥热，消铄气阴，用白虎加人参汤合千金黄连丸：人参10克，生石膏15～20克，知母10～12克，甘草10克，粳米10～12克，黄连6～10克，鲜生地30克。便秘病人可以胡黄连代替，用量适当增加。

2. 中消　由于阳明热盛，精微耗散而致消谷善饥。胃火炽盛，耗伤精血，肌肉无以充养则形体消瘦。胃腑燥实，消灼津液致大肠失其濡润而大便秘结。舌苔黄燥，舌质赤，脉滑而有力。治以清热泻火，佐以养阴生津。凉膈散化裁：栀子10克，黄芩10～12克，连翘10～12克，薄荷3～6克，芒硝6克，甘草6克，生地10～12克。便秘甚加大黄6～10克，大热大渴可用调胃承气汤加味。单纯中消并不多见，常为上中消或中下消兼见。病久则消瘦，多尿，多渴而食欲并不一定好。

3. 下消　由于精气亏虚，肾阴被耗，肾虚摄纳不固，约束无权而小便频数。肾阴枯竭，肾气不固，脾失运化，统摄无权而水谷之精微贯注于肾；从尿而出，则尿如脂膏或尿甜，舌光赤，脉沉细或细弱而数。下消多病久及肾，病情较重，治宜滋阴固肾为主，宜六味地黄丸合五子衍宗丸：丹皮10～12克，生地12～15克，山萸10克，菟丝子12～25克，金樱子10～12克，女贞子10～12克，覆盆子10～12克。如果病人有虚脱之症需要加黄芪15～20克，或人参10克（党参15～25克）；病人有气阴两虚之表现，宜加鳖甲15克，龟甲12～15克；若有阴阳两虚者宜加金匮肾气丸。

三、临诊体会

1. 消渴治则上有上、中、下消之分。由于病情多变，且许多病人常有合并症，故应根据病情用药，其中最常用的药物如人参（太子参、党参）上、中、下消均可应用，阴虚严重之病例有时可用西洋参（每次0.6～0.9克）；花粉、知母、沙参养阴生津，上、中消多用，丹皮、栀子清血分热，对降血糖有一定作用；生地滋阴清热，三消均可应用；山药健脾胃，善饥者蒸食鲜山药可代饭用。菟丝子，《局方》中治消渴用量达25～30克，大石斛为生津止渴常用药，黄连苦寒降火，常以3～6克冲服。

肥胖的糖尿病轻型病人亦可用单方石斛合葫芦茶，可使体重、血糖下降。

2. 消渴病常与其他病合并发生，中年以上糖尿病人中许多合并动脉硬化、冠心病等，治疗上需兼顾，酌加丹参、川芎、红花、降香、郁金等活血理气药。消渴病还常易并发痈肿疮疡。《寿世保元》说："凡消渴之人，常防患痈疽"，宜加银花、连翘、公英、地丁等清热解毒之剂；合并心悸失眠，心烦不安者加枣仁、茯神、柏子仁、莲子心、百合清心安神；合并头晕目眩，耳鸣眼花，阴虚阳亢（高血压病）宜加黄芩、决明子、青木香、磁石等平肝潜阳。

3. 消渴病人除治疗外特别要注意调养、护理。归纳为十二个字：“节食欲，薄滋味，减思虑，多活动”。就是说要控制饮食，适当多活动，尤其肥胖病人要减轻体重，同时要避免精神过度紧张及节制房事对提高疗效与巩固疗效都有重要意义。

四、病例

1. 刘某，男，50岁，干部。

二年来口渴乏力，尿多且有胸闷胸痛，曾在某医院查血糖204毫克%，尿糖（++++），心电图运动试验阳性。住院治疗半年，用过D_{860}等，血糖曾降到110毫克%，尿糖（－）。但口渴乏力，胸闷发满症状不减，停用西药后于1977年8月30日来我院初诊，主诉口渴多尿，乏力消瘦，头晕耳鸣，胸满胸闷，脘腹胀痛，大便干结，化验检查血糖170毫克%，尿糖（+），肝功能正常，脉沉细，舌质赤，白厚苔，心肺听诊（－），证属消渴（糖尿病合并冠心病）。治以滋阴清热，方用生地30克，胡黄连6克，丹皮10克，栀子10克，玄参18克，菟丝子30克，知母12克，花粉25克，生石膏30克，五味子12克，枸杞18克，黄连粉3克（分冲）。连服6剂。

二诊：口渴有所减轻，大便已不干燥，余症仍有。脉沉细，舌质红，白厚苔。仍宗前法，上方去栀子、五味子。加黄柏12克，郁金18克，北沙参15克，生地减为25克。再服十二剂。

三诊：口渴乏力明显减轻，尿量减少，余症也有好转，但大便偏溏。化验检查尿糖（-），脉细，舌质暗红，薄苔。继用前法，方用：生地30克，胡黄连3克，丹皮10克，黄柏12克，北沙参15克，川芎15克，郁金18克，菟丝子30克，山药25克，苍术15克，女贞子12克，生石膏25克，黄连粉3克（分冲）。连服六剂。

四诊：口渴已甚轻，余症已解除，自觉情况良好，复查血糖125毫克%，尿糖（-），脉弦细，舌赤，苔白。嘱其间歇服滋阴清热方以巩固疗效：生地30克，知母12克，菟丝子25克，女贞子18克，山药18克，黄柏12克，苍术18克，生石膏25克，生栀子6克，丹皮10克，花粉25克，胡黄连3克。

2. 李某，男，55岁，干部。

糖尿病合并冠心病、高血压、脂肪肝（中重度）。来院时每日用胰岛素40单位，优降糖20毫克，有胸闷气短，心悸浮肿，口干多饮，尿多每日2400毫升，查血糖285mg%，四段尿糖均为强阳性（++++），脉弦细，舌红、苔腻，消渴合并胸痹，治以滋阴清热、理气活血。方用：党参25克，生地25克，马尾连10克，鸡血藤10克，赤芍18克，玉竹18克，花粉18克，菟丝子25克，红花10克，泽泻12克，降香15克，郁金18克，栀子10克，乌梅10克等加减治疗一周后血糖降为169毫克%，四段尿糖降为（+++），以后逐步地调整中药处方，减少西药用量，连续治疗二年后，症状明显好转，胰岛素减少到每日4单位、优降糖10毫克，血糖184.5毫克%，四段尿糖弱阳性（±~+）。中药治疗为滋阴清热，补气活血，生地25克，黄连粉3克（分冲），败酱草18克，玉竹30克，党参18克，黄芪25克，麦冬15克，降香

15 克，郁金 18 克，茺蔚子 25 克，玫瑰花 12 克，茵陈 15 克，五味子 12 克，鸡血藤 25 克，红花 10 克。

失　眠

《内经》曰:“胃不和则卧不安。”后世认为心肾相交（即心阳与肾水相交），阳入于阴则寐。

一、辨证施治

1. 心火旺，肾阴虚，心肾不交，烦躁不眠，心火独旺。可用清心宁神之剂交泰丸加减：黄连 10 克，肉桂 3 克，黄芩 10 克，茯苓 10 克，生地 12 克，泽泻 12 克，莲子心 6 克。其中黄连清心，肉桂起发肾阳之气引火归原，使肾气不外溢。

2. 阴虚阳亢，虚火内炽，以致虚烦不寐。常用酸枣仁汤加减：茯苓 12 克，川芎 12 克，甘草 10 克，柏子仁 10 克，知母 10 克，酸枣仁 15 克。其中知母滋阴清热，使相火不能妄动，枣仁、茯苓宁心安神。

3. 心脾两虚之倦怠，食少，健忘不寐。常用归脾汤补益心脾，养心安神：白术 10 克，黄芪 15 克，茯神 12 克，党参 10 克，木香 10 克，甘草 10 克，远志 6 克，枣仁 15 克，当归 10 克，龙眼肉 12 克。

4. 胆热（常为虚火）或痰热，心烦易惊，失眠多梦，或呕吐痰涎，宜用温胆汤加减。胆经不宜热，清热只用竹茹，即可达到清热安眠的作用。肝胆相表里，胆热又多为虚火，因而治疗只使胆温而不使胆寒。陈皮 10 克，半夏 10 克，竹茹 10 克，枳壳 10 克，远志 10 克，胆南星 10 克，菖蒲 10 克，甘草 10 克。

5. 心火肝热为风，烦躁易怒，失眠多梦。宜用清热安神，四物安神汤加减：当归12克，川芎12克，白芍10克，熟地12克，栀子10克，首乌10克，竹茹10克，黄连10克，乌梅6克，枣仁15克，鸡血藤15克。

6. 心血不足，心阴亏损，心火偏旺，心悸健忘，失眠多梦，舌红少苔，脉细或数，宜用补心丹滋阴养血安神：党参12克，远志10克，玄参12克，丹参15克，茯苓10克，桔梗10克，天冬12克，麦冬12克，当归12克，枣仁15克，五味子10克，生地10~15克。本方除养血安神外，还有养阴清热的意思。

7. 心阴不足，心火有余，心神烦乱，惊悸失眠，可用朱砂安神丸加减：黄连10克，枣仁15克，当归10克，甘草6克，生地黄12克。方中黄连清心火，生地、当归滋阴养血。如有心器质性病变，又有失眠问题常合用补心丹。归脾汤养血安神偏补，补心丹偏清，朱砂安神丸清心火。失眠兼有脉结代者多用补心丹，血虚明显者用归脾汤，龙眼肉养血作用亦很强。

8. 肾虚肝血虚之烦躁易怒，腰酸腿软，健忘失眠，或月经失调如更年期之不寐。血虚肾亏明显宜用归脾汤合二仙汤加减：党参12克，当归12克，仙茅12克，黄柏12克，知母10克，鸡血藤12克，仙灵脾12克。肝气不舒加柴胡；肝气上冲，胸闷，烦躁失眠，多汗面红，可加旋覆花、代赭石以平肝降逆；肝郁不舒，两胁胀痛，脘腹胀痛，月经不调，失眠多梦用逍遥散，肝郁血虚有热，可用丹栀逍遥散，以清热舒肝。

二、临诊体会

宁心安神药中，琥珀面较多用，可每次服1克。朱砂中含汞不宜常服。可用珍珠粉，每次0.5克口服，其他较常用的还有炒枣仁粉，每次 3 ~6 克。

三、病例

王某，男，42 岁，病历号 145613。

1965 年 11 月 1 日，患者烦躁失眠，周身感觉异常 9 年，于 1956 年 5 月一次午睡后感到面部发热，四肢麻木，曾在当地服中西药及针灸治疗，无明显效果，10 月间曾去某医院，诊为神经官能症，治疗无效，以后又曾去几个医院住院治疗均无效，仍然失眠烦躁，坐卧不安，胡思乱想，胆战心惊，胸闷，气短，腹胀纳差，大便不爽，有时情绪不易控制，时有遗精而来我院治疗。住院检查来发现异常，舌尖略赤，苔白厚，脉弦数。证属百合病（肝胃不和，虚热内扰，心烦不寐），治以百合知母地黄汤合温胆汤：百合 18 克，知母 10 克，地黄 12 克，陈皮 10 克，半夏 10 克，茯苓 12 克，枳实 6 克，竹茹 6 克，甘草 6 克。

上方进 10 剂后，症无明显好转，惟睡眠略有好转，但时好时坏，烦躁不安，精神不易集中，腹胀。前方加厚朴 6 克，大黄 6 克继服。服二剂后便通畅，腹胀减轻，情绪时好时坏，失眠也有时加重。又服 10 余剂，睡眠较前好转，但仍腹胀便少。

12 月 3 日，仍有轻度腹胀便少，睡眠不佳，余有进步。舌尖略红，苔薄白，脉弦。给予桃仁梦醒汤治之：红花 12 克，广木香 12 克，桑白皮 6 克，大腹皮 12 克，菖蒲 12 克，远志 6 克，柏子仁 6 克，当归 10 克，大黄 6 克。

前方进 3 剂，病情明显好转，大便通，腹不胀，夜能入寐，但仍有时不实，情绪正常。上方再进 5 剂，病情稳定，唯便略干，眠不实，再以上方加郁李仁 12 克，远志改 10 克，继续服用，巩固疗效。

呃　逆

呃逆又称为"哕"、"发呃"。《素问·宣明五气篇》说"胃之气逆为哕为恐"。呃逆是由于胃气上逆所致。《寿世保元》谓呃逆，因气"奔急上行，所呃发声"。呃逆轻者，不需要用药治疗。对于呃逆的治疗《证治准绳》中提出三种方法"呃逆用纸捻刺鼻，使喷嚏，则呃逆多止。或闭口鼻气，使之无息亦立已，或……大惊骇之亦已"。重者则需辨虚实，对证下药。

一、辨证施治

1. 虚证呃逆，乃脾气虚弱，脾失健运，湿浊中阻，胃气衰败，浊气上逆而为呃逆，脉细苔腻。治宜益气健脾，和胃降逆。旋覆代赭汤加减：党参10～12克，茯苓12克，旋覆花15克，代赭石15克，陈皮10克，半夏10克，甘草6克，生姜10克。

病情重虚象明显，虚火上逆而为呃逆者宜用橘皮竹茹汤：党参12克，陈皮10克，半夏10克，竹茹10克，枇杷叶12克，茯苓12克，麦冬10克，丁香10克。

2. 实证呃逆，阳明胃热，胃火上冲而为呃逆者，呃声响而频发，面赤心烦，大便干结，脉滑数，苔黄腻，治宜清热降气，橘皮竹茹汤加减：陈皮10克，半夏10克，竹茹10克，茯苓10克，甘草6克，黄连6克，大黄6克，枇杷叶12克。

二、临诊体会

1. 呃逆青壮年偶发者为实证，易治。而慢性病人发生呃逆，乃为重度虚象，病情危重，胃气衰败的一种表现，本虚标实，常扶正祛邪，需要用白人参。红人参偏燥不宜用。

2. 急性心肌梗死病人、心力衰竭病人常见到呃逆，是病情重的一种表现，呃逆不止又使病情更加重，故此时应先治呃逆调胃气。

便　秘

便秘为大便秘结不通，数日一行，干结不下，或大便难下。

引起便秘的原因有外感与内伤之分。外感发热，饮食失节，多食辛辣，恣饮酒浆，或房劳失节均可致燥结之证。

故临床上治疗便秘，需详加辨证，分清虚实，对证下药，方可收效。

一、辨证施治

1. 外感便秘　多在外感发热，表邪未解，里症又急，阳明胃实。证见发热烦渴，心烦尿赤，腹胀便结，舌红苔黄厚腻，脉滑数。治宜清热通便。大承气汤加减：大黄10克，芒硝6克，厚朴10克，枳壳10克，甘草6克，陈皮10克，黄芩10克。

2. 胃热便秘　乃饮食失节，过食辛辣，膏粱积热，积热聚于胃中。证见胸满腹胀，食纳不下，嗳气腐臭，大便干结，舌苔黄厚腻，脉滑数。治宜养阴清热，竹叶石膏汤加减：竹叶10克，石膏30克，知母12克，麦冬12克，茯苓10克，陈皮10克，甘草6克，胡黄连10克。

3. 肝火便秘　肝气郁结，肝阳上亢，火盛水涸，使大肠津液不足而便秘。证见头晕目眩，烦躁易怒，二胁胀痛，舌红苔腻，脉弦数。治宜清肝泻火，龙胆泻肝汤加减：龙胆草6克，栀子10克，柴胡10克，黄芩10克，大黄10克，当归10克，杭芍10克，生地12克。

4. 气虚便秘　《症因脉治》中说：“若质弱形弱，言语力怯，神思倦怠，大便不出，此气虚之症也”。对气虚便秘作了详细的描述。并认为其原因是“肺气不能下达，则大肠不得传送之令，而大便亦结矣”。这种便秘有时大便并不很干结，而是腹中无力排便困难，舌淡，苔薄，脉沉细，治宜益气温阳，四君子汤加减：党参12克，黄芪15克，白术10克，茯苓10～12克，甘草6克，桔梗6克，枳壳10克，麻仁10克。

5. 血虚津枯便秘　病人形弱神衰，心烦口渴，发热盗汗，舌红，脉细数。多见于久病后或老年人，乃津血虚少，肠道津液不足，大便不下。治宜滋阴养血，润燥通便，润肠汤加减：沙参10～12克，麦冬10克，当归10克，麻仁10克，桃仁10克，酒军6～10克，生地10～12克，杭芍10克。

二、临诊体会

1. 便秘可分为二大类，“结”症多实，宜急下存阴，常用大剂清热通便之剂，大黄、芒硝之类，但不可久用。生大黄后下通便作用强。酒军或大黄久煎则通便作用弱，实证便秘用生大黄。大便燥屎，亦可用玄明粉冲服，通便作用好。

2. 肝火实热，除用汤剂外，可用牛黄解毒丸，每日2次，每次2丸。

3. 津液不足便秘，可用麻仁滋脾丸，每日2丸。

4. 气虚或津液不足便秘，可用番泻叶3～10克泡茶饮。

5. 老年人肾虚，津枯便秘，可服五子衍宗丸、六味地黄丸，每日 2 次，每次各 1 丸。也可以黑芝麻、核桃仁等量研末，每日 2 次，每次 10 克，久服，有补肾润肠作用。

6. 年老及病后体虚而大便干燥，可服蜂蜜每次 10～15 毫升（一汤匙），有润肠通便作用。

7. 肥胖人胃热便秘，食欲不减，体重增加，血脂高者，可服清脂 1 号片，每日 3 次，每次 3～5 片，饭前服；亦可服决明子粉，每日 3 次，每次 3～6 克。

8. 久病卧床便秘可用香黄膏（大黄、藿香）每日 2～3 次，每次 10～15 毫升。

腹　　泻

腹泻又称泄泻。其与痢疾不同处为不杂脓血、稠粘之积。腹泻由于病因不同而有白色、黄色、清水泻、水谷泻等种种表现，但不外乎外感、内伤二大类。

一、辨证施治

1. 外感风寒腹泻　多为素体阳虚，寒邪直中三阴之经，恶寒身痛，小便清利，腹胀腹痛，喜暖恶冷，脉沉细，苔白腻。治宜温中散寒，以理中汤合葛根汤加减：葛根 12 克，桂枝 10 克，白术 10～12 克，茯苓 12～15 克，杭芍 10 克，甘草 6 克，生姜 10 克，细辛 3～6 克。

2. 暑湿腹泻　多在夏季感受暑湿之邪，症见胸闷腹胀，小便黄赤，大便稀黄、量多、便次多，伴有腹痛纳呆，恶心或呕吐，脉滑数，苔黄腻，治以清热利湿，和胃止泻，藿香正气散加减：藿香 12 克，佩兰 12 克，竹茹10克，陈皮10克，半夏10克，茯苓12克，薏苡仁15克，六一散15克（包），泽泻12克，荷叶12克，木香5～10克，苍白术各10克。

3. 积热腹泻　由于饮食不节，暴饮暴食或膏粱厚味，辛辣辛燥之物，郁积生热，下传大肠而成腹泻。症见口渴烦热，腹痛即泻，热如水注，色黄腥臭，小便黄赤，脉数，苔黄腻，治宜清热和胃止泻，葛根芩连汤合保和丸加减：葛根12克，黄芩12克，黄连12克，枳壳10～12克，厚朴10克，陈皮10克，槟榔10克，保和丸15克（包煎）。如大便恶臭或不畅，腹胀明显，可加大黄10克，通因通用，但不宜久用。

4. 脾虚腹泻　素体脾气虚弱，饮食不节，劳伤脾胃，均可造成脾虚腹泻。见气短乏力，腹胀纳呆，大便溏泻等消化不良症状，脉滑细，舌胖苔白腻，治宜健脾和胃。

轻症脾虚腹泻用香砂六君子汤加减：党参12克，茯苓15克，白术12克，甘草10克，木香10克，砂仁3克，陈皮10克，半夏10克。

重症者用参苓白术散加减：党参12克，茯苓12克，苍白术各10克，砂仁6克，苡米12克，山药12克，大枣10克，陈皮10克，莲子肉10克，白扁豆12克，半夏曲15克。

5. 肾虚腹泻　肾阳不足，火不生土，脾阳不振而为腹泻。症见身倦肢冷，动则气短，腰膝酸软，形寒怕冷，四肢不温，大便溏泻或五更泻，脉沉细，苔白腻。治宜温肾止泻，四神丸加减：党参12克，白术12克，补骨脂12克，五味子10克，蔻仁6克，吴茱萸10克，官桂6克，甘草6克。

二、临诊体会

1. 对腹泻病人要辨别暑、热、虚、实，对证下药，暴病腹泻多实证，久病腹泻多虚证，实证宜泻宜通

（即通因通用），虚证宜补宜止。通泻办法不可久用，久用会伤正气。

2. 老年人脾肾阳虚，腹泻日久不止，中气下陷，可用补中益气汤，有时腹泻次数太多，可用米壳10克加入汤剂中具有止泻作用，但不可久用。

表1 腹泻治疗常用中成药

名称	主要成分	功用	用量
香连丸	黄连、木香、吴茱萸	清热燥湿	每次6～10克，日3次
藿香正气丸	藿香、大腹皮、紫苏、茯苓、白芷、陈皮、白术、厚朴、半夏、桔梗	理气去湿	每次10克，日3次
二陈丸	陈皮、半夏、茯苓、甘草	理气和胃	每次10克，日2次
保和丸	陈皮、半夏、茯苓、神曲、山楂、莱菔子	理气消积	每次10克，日2次
大山楂丸	山楂	消肉食积	每次10克，日2次
四神丸	破故纸、吴萸、肉豆蔻、五味子	温肾止泻	每次10克，日2次
补中益气丸	党参、黄芪、白术、当归、陈皮、升麻、柴胡	补气健脾	每次10克，日3次
附子理中丸	人参、附子、白术、甘草、干姜	温中除寒	每次10克，日3次
参苓白术丸	党参、茯苓、白术、扁豆、陈皮、莲子肉、甘草、砂仁、苡米、桔梗	健脾止泻	每次10克，日2次
香砂六君子丸	人参、白术、茯苓、甘草、木香、砂仁、陈皮、半夏	健脾和胃	每次10克，日2次
木香槟榔丸	木香、槟榔、青皮、陈皮、莪术、黄连、黄柏、大黄、香附、牵牛	行气导滞，泄热通便	每次6～10克，日2次

3. 慢性结肠炎，腹泻久治不愈，可用黄芩10克，黄连10克，白头翁15克，甘草10克，乌贼骨15克，煎水做保留灌肠，每次50毫升，每日1～2次。

4. 腹泻初愈应注意饮食调理，避免油腻辛辣之品，食量要适当。陈皮、佛手、玫瑰花、香橼、蔻仁、砂仁等有理气开胃作用，可以酌情使用。

5. 治疗腹泻的成药很多，常用的有以下几种，可根据病情选用（见表1）。

三、病例

1. 刘某，女，26岁，干部，病历号138986。

1965年9月17日诊：患者因风湿性关节炎住院治疗，近二日来，腹痛不适，大便稀，日行5～6次，呈不消化状，今日胃脘不适，喜热，纳差，舌淡苔白，脉细。大便检查为稀便，未见红白细胞及黏液，培养阴性。证属脾虚腹泻，治以温中健脾，药用：党参12克，苍术12克，干姜6克，甘草10克，桂枝10克，附子6克（先煎）。服药二剂，腹泻除，便好转，日二行。再进二剂，便正常，食欲好，腹部无不适感。停药。

按：本例因长期患风湿性关节炎，久病体虚，又因受凉而致腹泻，证属虚寒腹泻，用附子理中汤加味治疗，很快痊愈。

2. 吴某，女，57岁。

1977年5月23日初诊：患者因晚间少盖受凉，又食生冷而腹泻稀水便日5～6次已2天，伴有胸闷腹胀，恶心纳呆，腹痛，口渴少饮，但不呕吐，脉弦滑，苔薄黄腻。证属暑湿腹泻，治以清暑利湿，药用：藿香10克，佩兰6克，苍术12克，黄柏10克，陈皮10克，滑石12克，甘草2克，茯苓12克，木香5克。

二诊：前方服三剂，腹泻已止，余症减轻，脉弦滑，苔腻，继用前法，前方去陈皮，加炒稻芽10克。服3剂。

经　闭

经闭，乃妇女月经过期不至，《内经》称为“不月”。《素问·评热病论》:“月事不来者，胞脉闭也”，认为经闭是由于胞脉闭所致。《评热病论》认为“胞脉者属心，而络于胞中，今气上迫肺，心气不得下通，故月事不来。”引起经闭的原因很多，虚损、七情、寒冷、耗伤气血等均可引起。故治疗上要审因治之。

一、辨证施治

1. 虚证　包括阴虚、血虚、气虚、阳虚、脾虚、肾虚等各种虚象。主要表现为月经过期不行，或行经量少、色淡，并有神疲乏力，头晕目眩，面色苍白，动则心悸，腰痛纳呆等症，脉细或沉细，苔薄质淡或红，治疗上可用补气养血活血，八珍汤加减：黄芪12克，党参12克，白术12克，杭芍10～12克，茯苓10克，当归10～12克，川芎10～12克，熟地10～12克，甘草6～10克。肾阴虚加枸杞10克，女贞子10克。肾阳虚加附片10克，肉桂3～6克。脾虚加山药12克。日久月事不行而兼瘀血者加丹参10～12克，桃仁10克，红花12克。阴虚内热加百合12克，生地12克。

2. 实证　有气滞、血瘀、痰浊等，表现为月经过期，数月不行，胸闷腹胀，腹痛，体质较好或肥胖，脉弦或弦滑，苔薄或白腻，舌质黯有瘀点或瘀斑。治宜理气活血或活血化瘀为主，有痰浊者用健脾化痰。通经活血汤加减：丹参10～15克，赤芍10～12克，红花10～15克，桃仁10～12克，鸡血藤10～15克，当归10～12克，香附10克，郁金12克，苏叶10克。肝郁气滞重加柴胡10克；痰浊加陈皮10克，半夏10克，苍白术各12克；腹胀加木香10克；便秘加大黄3～6克。

二、临诊体会

1. 经闭治疗多用活血化瘀药，虚证多用养血活血药，实证用活血化瘀药。三棱、莪术、蒲黄、五灵脂不宜久用。

2. 冠心Ⅱ号片（丹参、赤芍、川芎、红花，降香），每日3次，每次8片，口服，可用于虚证不明显的经闭；有肝郁气滞者与逍遥丸同用。

3. 血瘀经闭可用藏红花3克，效果比一般的红花（草红花）明显。

三、病例

李某，女，39岁，军人。

1977年6月28日初诊：1972年服避孕药3个月后，月经不行，需用黄体酮等药物才能有月经，这次又3月未至，并且渐渐身体发胖，胸闷心悸，心前区痛，烦躁腰酸，脉弦细，苔薄，舌质黯，体胖，心肺听诊（－），心电图ST-T改变，西医诊断：月经失调，可疑冠心病心绞痛。中医诊断：经闭，胸痹。治宜益气宣痹，理气活血。党参18克，生黄芪18克，川芎15克，丹参18克，赤芍15克，黄芩12克，薤白12克，瓜蒌24克，陈皮12克，杏仁10克，降香12克，郁金18克，女贞子12克，菟丝子15克，藏红花6克。服15剂。

7月14日二诊：服上方到14剂开始行经，量不多，色黯，脉舌同前。仍宗前法调整处方：党参18克，生黄芪18克，川芎15克，丹参18克，黄芩12克，瓜蒌18克，郁金18克，降香15克，荜茇12克，良姜10克，香附15克，桑寄生18克，菟丝子18克。

按：病人经闭合并胸痹，本虚标实，气虚而有气滞血瘀，故治疗上用党参、黄芪补气，瓜蒌、薤白宣痹，川芎、丹参，红花、郁金、香附等理气活血药，用至14剂，即行月经，继用前法治疗达一年，月经每月一行，胸闷心痛症状亦有好转。

不育症

肾为先天之本，肾藏精。《灵枢经·经脉》曰："人始生，先成精，精成而脑髓生"。《素问·上古天真论》曰："二八，肾气盛，天癸至，精气溢泻，阴阳和，故能有子……七八，肝气衰，筋不能动，天癸竭，精少，肾藏衰，形体皆极"。说明人始生，是由父母先天之精化生而来。肾气盛，天癸至，精气溢泻则能有子；肾气衰则精少故老人无子。《金匮要略·血痹虚劳病脉证并治》曰："夫男子平人，脉大为劳，极虚亦为劳"。又曰："劳之为病，其脉浮大，手足烦，春夏剧，秋冬瘥，阴寒精自出，酸削不能行"。描述了虚劳肾虚的症状，虽然看起来没病，但因肾虚形成阳痿早泄，精液清冷稀少，甚至无精子，造成壮年无子。

男子无子，均以肾虚为主，有偏肾阳虚者，有偏肾阴虚者，也有阴阳俱虚者。

一、辨证施治

1. 偏肾阳虚　证见面色苍白，畏寒肢冷，腰酸腿软，阴头寒，阳痿，遗精，舌质淡，脉沉细，治疗多用右归饮、大补元煎加减化裁：熟地15克，当归12克，山萸肉12～15克，女贞子15克，菟丝子10～15克，仙灵脾12克，仙茅12克，附片6～10克，肉桂3～6克，补骨脂12～20克，韭菜子10～12克。

2. 偏肾阴虚　证见头晕，睡眠不安，多梦易醒，遗精早泄，神倦乏力，手足心热，精液清稀，量少，舌红，苔剥，脉细数，治疗多用左归饮、大补阴丸等加减化裁：生地12～20克，山药10～12克，山萸肉12～20克，当归10～15克，枸杞子10～15克，女贞子10～15克，鹿角胶10～15克，龟甲胶10～20克，黄精10～20克，韭菜子10～15克，五味子10克，覆盆子10～12克。

3. 阴阳两虚　证见头晕失眠，腰酸腿软乏力，阳痿遗精，精液稀少，以致无精子，舌胖淡苔白，脉细无力，多用八味地黄丸、二仙汤等方加减化裁：党参10～20克，熟地10～12克，当归10～12克，枸杞子10～15克，女贞子10～15克，仙灵脾10～15克，鹿角胶10～15克，五味子10～12克，仙茅10～15克，补骨脂10～15克，肉苁蓉10～15克，韭菜子10～15克，锁阳10～12克。

二、病例

姚某，男，33岁。

1973年6月13日初诊：患者1968年结婚至今无子，4个月以前曾在外地某医院检查，发现精子不正常，活动度小，总数为1亿，自觉腰酸痛，手足心热，脉沉细，尺弱，舌质正常，苔白厚。精液常规：无色，2～3毫升，活动度20%，形态正常，计数122,000,000辨证：肾虚（阴阳两虚）。治则：补肾。方用：生地18

克，五味子10克，茯苓12克，菟丝子15克，女贞子15克，枸杞子12克，覆盆子12克，沙苑子12克，肉苁蓉15克，仙茅12克，仙灵脾12克，补骨脂15克，韭菜子10克。

7月18日二诊：进前方腰酸减轻，仍感手心热，有时遗精，脉沉细，舌质正常苔白，仍宗上方去茯苓加金樱子12克，锁阳6克继服。

此方连用三个月后，其爱人已妊娠。

按：此患者外观、发育营养均好，近几年有时遗精，自觉腰酸痛，手足心热，已婚五年不育，精子活动度小，脉沉细尺弱，表现为肾阴阳两虚，用养阴补肾之品加韭菜子温阳益精，服药三个月后爱人已妊娠。

论小儿肺闭

肺闭为肺炎的严重证候。从肺气郁闭而成肺闭。闭者痹也，至此肺功能不全，重则功能消失。

一、病机

祖国医学的肺，包括全部呼吸器官，上开窍于鼻，肺合皮毛，司治节主呼吸，通调水道，下输膀胱。诸气膹郁，皆属于肺。气血循经运行，内出肺，外达皮肤。当肺气运行正常，毛孔通畅，功能全，皮肤润。当肺气闭，则无汗，毛孔亦闭。

右脉主肺、脾、命：左脉主心、肝、肾。当肺气郁闭时，常见左脉大于右，亦为肺闭的诸症之一。

肺主清肃，使清气上升，浊气下降，当受六淫外邪侵入时，肺先受之，肺络不通，且肺气受邪所阻，使清气不能上升，浊气不得下降，而成喘急，咳逆上气。

肺闭病机在肺，宜宣泄肺气，使邪外达。由于病程的长短及抵抗力的强弱，故在肺闭时，病邪可浅在卫分，或进入气分，重则入营分。手太阴肺主开，若一再失去开闭的机会，则病邪深入厥少两阴并病血溢血泄，肺体损坏，则难挽回。

二、治则

肺色白，恶寒喜温，宜辛通。肺属金，克木，土生金。故在治疗上防止子盗母气，则有抑木扶土及培土生金之法。辛入肺，在肺炎治疗中，投以辛温之品可引他药入肺经。在治疗中，重用葱白或生姜。因葱色白，味辛温，入肺胃二经；且葱白中空，可入脉通阳散寒，故以辛通脉中之邪。凡不宜用葱白者，重用生姜，生姜亦辛温，入肺、脾、胃三经。此二药价廉物美，可加强透表发汗作用，热退就显著。

三、肺闭分型及特点

1. 肺闭入营　特点为舌绛，可用麻杏石甘汤加葱白主之。

2. 肺闭虚证　特点为舌红、无苔，脉数虚，面青白。可用麻杏石甘汤加洋参等。虚多实少，面色青而喘，脉数虚，拟生津益肺，宣闭化痰。方用：玉竹9克，诃子肉6克，前胡3克，桔梗3克，橘红2.8克，炒苏子4.5克，射干1.5克，葱白3寸。

3. 热闭胸中　特点为舌红苔老黄，脉沉数无力。可用洋参加牛黄散。

4. 风热肺闭　舌淡或红，喘急，有汗为其特点。以麻杏石甘及桑菊饮等。

5. 风寒肺闭　特点为舌红或淡，苔白。以桂枝厚朴杏子汤或三拗汤、射干麻黄汤等，偶小半夏汤加葱白。

6. 肺闭在气分　特点为舌红苔黄。以千金苇茎加味或麻杏石甘汤加葱白等。

分析肺闭的常见症有：鼻塞身重音哑喘急，咳逆上气等肺炎中期以后，正虚邪实，肺闭后，脉左大于右；高热已久，身无汗，肤热灼手；手足冷、纹隐、脉伏（为循环衰竭症状）；神昏、谵妄不安、抽风（神经系统症状）；喘急，腹胀满高过于胸（肠麻痹症状）。

综合肺闭诸症，已具备呼吸、循环、神经及消化四系统的严重症状。故治疗肺闭，是抢救肺炎的主要关键。临床体会若能早期千方百计打开肺闭，必能提高治愈率。在未达肺闭阶段，辨证准确，多用汗法，其效亦著。若关门杀贼，只用寒凉退热剂，则成肺闭。而凭面青、舌红、脉虚诸次要症，而早期采用扶正养阴，腻滞其邪，则病邪一天天深入，终于闭死。

四、病例

1. 李莉，2岁，女，1958年12月因疹后高热5天入院。疹子早期消隐，咳喘，高热，身无汗，面色灰黯，神昏，腹额热，手足清冷，纹隐脉伏，腹满，舌红，少津，苔微黄燥，肺叩浊，多水泡音，心音弱。病由于疹毒未透之日即隐伏以致肺闭。投以：麻黄2.4克，杏仁6克，生石膏12克，牛蒡子4.5克，桔梗3克，淡豆豉6克，菖蒲3克，葱白2寸。服此汤后第二天，见微汗出，高热渐降，两颊红，脉摸到而数，四肢暖和，苔白腻。

2. 王梅香，3岁，女，1959年1月因高热抽风1天入院，喘憋，呼吸每分钟84次，神昏谵妄不安，惊惕，皮肤花纹，面赤，额汗而身无汗，腹满而喘，脉浮数有力，舌红，苔白腻微黄，病属肺闭。用方：麻黄3

克，杏仁6克，生石膏12克，甘草3克，僵蚕6克，桔梗3克，前胡4.5克，莱菔子4.5克，葱白2寸。服汤后，微汗出，热骤退，舌苔减，翌日体温正常，自己坐起喝粥。

按：此2例若不重用麻黄、葱白辛开肺气，其疗效绝无如此显著。

冠状动脉粥样硬化性心脏病

冠状动脉粥样硬化性心脏病，属于中医“胸痹”、“心痛”、“心胃痛”的范畴。祖国医学对此早有较多的论述，将“心痛”不同的临床表现又分为“厥心痛”与“真心痛”两种。《素问·脏气法时论》中讲：“心病者，胸中痛，胁支满，胁下痛，膺背肩甲间痛，两臂内痛”，描述了心绞痛的部位，并指出可放射至肩背及臂内侧，结合中医的经络学说，手厥阴心包经所循行的部位，常常是心绞痛病人所放射的部位。《灵枢经·厥病》提到真心痛及一些并发症：“真心痛，手足青至节，心痛甚，旦发夕死，夕发旦死”。手足青至节，有两方面的理解，一是紫绀的意思，一是清冷发凉的意思。心痛甚，说明痛的较重，发作时有手足青至节。我们现在理解，很可能有末梢循环不好，甚至并发心源性休克。心源性休克不但在古代，就是现在死亡率也是比较高的，因此“旦发夕死，夕发旦死”，也就是说病情严重，一般在十二小时左右死亡。《灵枢经·厥病》根据心痛的兼症和疼痛的不同，分为肾、胃、脾、肝、肺之厥心痛，以此与真心痛鉴别。《难经·六十难》也讲：“其五脏气相干，名厥心痛。其痛甚，但在心，手足青者，即真心痛”。说明厥心痛是“五脏气相干”，即五脏互相影响，痛的性质不一样。“但在心”,“心痛甚”是指真心痛，这个鉴别诊断也是根据《厥病》篇的精神而来的。《杂病源流犀烛》中讲:“卒然大痛无声，咬牙切齿，舌青气冷，汗出不休，手足青过节，冷如冰，真心痛，旦发夕死，夕发旦死”。又曰“如但爬床搔席，面无青色，四肢不厥，痛也不至无声，即非真心痛，由心包捧心，或寒，或痰，或虫，或食上干包络脂膜，紧急作痛”。以上这些描述比较清楚地说明了心痛的分类及其性质与预后的关系。

一、病因病机

《素问·灵兰秘典论》中讲:“心者，君主之官也，神明出焉”。《素问·痿论》中说:“心主身之血脉”。《杂病源流犀烛》中称:“周身气血俱注于心”，又讲:“十二经皆听命于心，故为君”。“十二经之元气，皆感而应心，十二经之精皆贡而养心，故为舌之本、神之居、血之主、脉之宗”。是说明心脏在生命活动中的重要意义。《素问·举痛论》中讲:“经脉流行不止，环周不休，寒气入经而稽迟，泣而不行，客于脉外则血少，客于脉中则气不通，故卒然而痛”。《素问·痹论》中讲:“心痹者，脉不通”，《灵枢经·五邪》中讲:“邪在心，则病心痛……”。说明心痛发生的原因，是由于心脉不通，“不通则痛”。气不通则突然发作疼痛，所以“卒然而痛”。《金匮要略·胸痹心痛短气病脉证治》中讲:“夫脉当取太过不及，阳微阴弦，即胸痹而痛，所以然者，责其极虚也。今阳虚知在上焦，所以胸痹心痛者，以其阴弦故也”。中医向来强调“邪之所凑，其气必虚”，《金匮》这一段话就是说明上焦阳气虚，胸痹心痛是由于阴弦，“阳微”原书是指胸（心）阳虚，也可理解为若干脏器的阳虚（如脾肾亏），阴弦是指四个方面的意思，即血瘀、浊阻、寒凝、气滞，是有形的物质，阳微是指功能之不足。阴弦是在阳虚的基础上产生的，因此导致血脉不通的原因是在阳虚基础上形成的血瘀、寒凝、气滞、浊阻等因素，但其中根本的因素是血瘀经脉不通。轻者胸中呈痛塞压闷不畅，重则心痛。至于为什么会有“真心痛”与“厥心痛”之不同呢？巢元方的《诸病源候论》中有过论述：“心为诸脏主而藏神，其正经不可伤，伤之而痛为真心痛……心有支别之络脉，其为风寒所乘，不伤于正经者，亦会心痛，则乍间乍甚……”。说明心脏本身有正经即大的经脉，和小的脉络或是旁支，如没有伤及正经，只伤了支别之络脉，也会心痛，而是时轻时重，长期带病不发生什么危险，为“厥心痛”。如伤了正经就叫“真心痛”，这个预后是很不好的，“旦发夕死，夕发旦死”。因此“厥心痛”我们体会大概相当于一般的冠心病心绞痛，“真心痛”大概相当于急性心肌梗塞的疼痛。以上所述说明心痛的病因病机特点，先有本虚，后形成标实。气虚是心脏受邪的根本原因。结合临床分析，心痛病人，确实经常存在气分虚损和血脉瘀阻这一特点。而血瘀又是引起疼痛的关键因素，心肾阳虚、脾阳不振又经常夹有痰浊内阻。这种血瘀与痰浊内蕴又是邪实的表现。中医说“痛无虚证”，所以病机的特点是本虚标实。而阳虚病久又可由阳及阴，因此临床上也有阴虚心绞痛的病人。同时心痛的病人往往又有不同的兼证，“五脏气相干”错综复杂，故治疗上总要以“谨守病机”适事如故”方妥。

二、辨证施治

在治疗方面古代文献记载也非常丰富。如《灵枢经·厥病》治疗厥心痛多用针灸，《灵枢经·五味》提出心痛宜食麦羊肉杏薤。汉代张仲景《金匮要略·胸痹心痛短气病脉证治》中记载："胸痹之病，喘息咳唾，胸背痛，短气，寸口脉沉而迟，关上小紧数，栝楼薤白白酒汤主之"。这是比较典型的胸痹证。"胸痹不得卧，心痛彻背者，栝楼薤白半夏汤主之"。是胸痹心痛由痰阻引起者，故用前方加半夏以除痰积之痹。"胸痹心中痞，气结在胸，胸满胁下逆抢心，胸痹由气滞为主，形气较实者，宜用枳实薤白桂枝汤。形气衰弱者宜用人参汤。胸痹胸中气寒，短气痰阻于肺者，宜用茯苓杏仁甘草汤；痰阻于胃者，宜用橘枳姜汤。"胸痹缓急者，薏仁附子散主之"，是指胸痹兼寒症者。心中痞，诸逆心悬痛，桂枝生姜枳实汤主之。胸骨下，胃脘部牵引作痛，心痛彻背，背痛彻心，乌头赤石脂丸主之，用于寒象较重，疼痛也较重者。九痛丸治疗九种心痛，这九种心痛多指心窝、胸、胃部疼痛，不一定都是心绞痛。《肘后备急方》治疗卒心痛方较多，如一方为人参、桂心、栀子、甘草、黄芩，此为寒热并用。一方为附子、干姜，此方为纯热药。又一方为黄连一味纯寒药，说明由于心痛兼证的不同，立法用药寒热亦异。《千金方》治疗寒气猝客于五脏六腑中，则发心痛，方用大黄、芍药、柴胡、升麻、黄芩、桔梗、朱砂、鬼箭羽、鬼臼、桂、朴硝。治疗心痞诸逆悬痛，桂心三物汤（桂心、胶饴、生姜）。治卒心痛，痛如刺，两胁支满，烦闷不易忍，高良姜汤方（高良姜、厚朴、当归、桂枝）。治胸痛达背千金细辛散（细辛、甘草、枳实、生姜、瓜蒌、干生地、白术、桂心、茯苓)。《外台秘要》也讲:"寒气客于五脏六腑,因虚而发,上冲胸间则发胸痹",有胸痛麝香散(麝香、牛黄、犀角)。《柳选四家医案·继志堂医案》讲:胸痛彻背,名曰胸痹,痹者,胸阳不旷,痰浊有余也,此病不唯痰浊,且有瘀血交阻膈间。方用全瓜蒌、薤白、旋覆花、桃仁、红花、瓦楞子、玄胡粉,合二陈汤。《医林改错》中讲:"胸痹…后通背亦痛,瓜蒌薤白白酒汤可愈。在伤寒用瓜蒌、陷胸、柴胡等皆可愈,有忽然胸痛,前方皆不应,用血府逐瘀汤一付痛立止",刘河间《伤寒六书》中记载没药散治一切心腹痛不可忍者(没药、乳香、穿山甲、木鳖子)。

从以上文献所述可以看出,祖国医学对冠心病心绞痛等有很丰富的内容,从疾病的症状描述,到病因病机、诊断等均有较明确的论述。特别是治疗方面,更是丰富多采,历代又不断有所发展。

在临床工作中,对每一病历,抓住要点,辨证施治。在治疗过程中,随着证候的变化,仍需随证加减,不可拘泥于定方定法,当然在本病基本证候未变时,也不轻易易法更方。

三、冠心病临床常用的治法

胸痹心痛的治疗原则,主要是两大法则,一为补法,偏阳虚重在温阳,偏阴虚重在养阴。二是通法,通气滞,调血瘀,逐痰阻;可先补再通,或先通后补,也可通补兼施。具体治法常用的有以下几种。

1. 芳香温通法　辛香走窜,开窍定痛是其主要目的。祖国医学书籍中有许多应用芳香温通方法治疗胸痹心痛的记载,如《金匮要略》的九痛丸和乌头赤石脂丸、《千金方》的细辛散和蜀椒散，《肘后方》的桂心散等等，基本上都属于这样一类的治疗方法。临床上郭老在观察苏合香丸缓解胸痹心痛有效的基础上，将原方加减化裁，配制了心痛丸（檀香、沉香、公丁香、香附、乳香、白胶香，荜茇、麝香、冰片、苏合香油），对缓解胸痹心绞痛有良好的效果。我们还根据同样原则，选用了来自民间的，具有芳香温通作用，治疗牙痛的方剂“哭来笑去散”加减配制成宽胸丸（片），以及宽胸气雾剂（荜茇、细辛、檀香、冰片、元胡、良姜），也有很好的缓解心绞痛的速效作用。以及近来在临床上应用的、偏于活血化瘀止痛的“复方血竭丸”（血竭、冰片、元胡、琥珀、沉香）；芳香温通止痛的“丁桂香丸”（丁香、桂心、檀香）；益气活血止痛的“复方人参丸”（人参、三七粉、沉香、细辛）等均有缓解心绞痛的作用。

2. 活血化瘀治法　活血化瘀治法，是主要针对有气滞血瘀特点而提出的一种通法。早在公元前3世纪，汉代医家张仲景就选用过，如川芎、芍药、红花、水蛭、虻虫等药，治疗一切瘀血和疼痛病症。公元6世纪南北朝时医家陶弘景以及明代医家李时珍都分别提到丹参等活血药，具有治疗心痛的作用。唐代李珣《海药本草》和宋代本草学著作中，也认识到乳香、没药能治疗“心腹血瘀作痛”。元代医家罗天益还介绍用“失笑散”治疗“心气痛不可忍”。这些宝贵的经验都得到了临床上的证实。

通过实践，在临床上看到胸痹心痛的病人，确实有舌质紫黯或瘀斑、心脉不整、痛有定处等气滞血瘀的表现，因此运用活血化瘀治法进行治疗是与病情相符合的。如在临床治疗中应用的冠心Ⅱ号片（赤芍、丹参、川芎、红花、降香），和冠心Ⅱ号注射液；川芎片及川芎嗪注射液；乳没片（乳香、没药）；通补兼施的冠通散（党参、当归、郁金、薤白、红花、鸡血藤，三棱、莪术、乳香、没药）等活血方药在多年的应用中也证实确有疗效。

3. 益气宣痹通阳治法　从辨证的标本关系上来分析，胸痹心痛一证，“寒凝痰阻”，“气滞血瘀”是标，“心阳不宣”，“心气不足”是本，故临床治疗上当掌握好“通法”与“补法”的结合。益气宣痹通阳是“以通为补”，“通补兼施”的一种治疗方法。这种治法的代表方有：瓜蒌薤白半夏汤、枳实薤白桂枝汤。其中薤白是常用药，确有温通宽胸理气的作用。早在《灵枢经》一书里，就指出了心痛宜食薤。关于瓜蒌，清代医家王朴庄也提出了瓜蒌能使人心气“内洞”的见解，所谓“内洞”是指胸没有压闷的感觉。

作为温通散寒理气定痛的瓜蒌薤白白酒汤（瓜蒌、薤白、白酒）可以广泛应用于胸阳不振，阴乘阳位气机闭塞，不通则痛一类病证。对于气滞较著者，还可配伍枳实薤白桂枝汤（枳实、厚朴、薤白、瓜蒌、桂枝），兼痰饮不得卧，伴呕恶者，宜化痰温里，选用瓜蒌薤白半夏汤（瓜蒌、薤白、半夏、白酒）。对脉微短气，虚象明显者扶正为宜，选用人参汤（人参、白术、甘草、干姜）。因寒内闭疼痛难忍，或痛无休止，脉沉肢冷者，宜选用薏苡附子散（薏苡仁、附子）、乌头赤石脂丸（蜀椒、乌头、附子、干姜、赤石脂）等都是临床常用的方药。

4. 其他治法　鉴于胸痹心痛临床表现兼证较多，

故应随证施治，采用不同治法如心胃同治的温胆汤，枳实瓜蒌桂枝汤；心肾同治的菖蒲泻心汤；补肾丸；心脾同治的归脾汤；肝脾同治，扶脾抑肝的丹栀逍遥散、柴胡舒肝散。以及平肝解郁法、养血安神法、调理冲任法等都可根据病情使用。

四、临床常见的胸痹心痛的几种类型及其常用药

第一类阴虚阳亢血脉瘀阻型，证见胸痛，头晕头痛，目涩舌麻，或四肢麻木，手足心热，形气较实，面色微赤，舌质正常或黯赤，苔白或薄黄，脉弦或尺寸较弱，治宜育阴潜阳，活血熄风。方药：川芎10～15克，钩藤15～20克，菊花12～15克，葛根15～20克，丹参12～15克，元参15克，茺蔚子12～15克，红花12～15克，郁金12～15克，降香10～15克，瓜蒌25～30克，黄连10克，薤白15克，珍珠母30克。

若心前区疼痛有灼热感，酌加栀子10克，丹皮12克，或加生蒲黄10克，五灵脂10克，煎汤口服，心绞痛发作时可用宽胸丸或宽胸气雾剂。

第二类肝肾阴虚型，证见胸闷胸痛，头晕头痛，耳鸣健忘，疲乏无力，足跟痛，口干口渴，尿频，脉沉细而弱，舌质赤，治宜滋阴通络、活血化瘀。方药：首乌12克，黄精12～15克，女贞子12～15克，旱莲草12～15克，黑桑椹15克，黑芝麻12～15克，菟丝子15克，赤芍12克，丹参15克，川芎12～15克，葛根15～20克，降香10克，香附12克等。

第三类气阴两虚血瘀型，证见心前区疼痛或胸骨后闷痛，并向左肩放射，有时肩臂亦痛或有酸麻感，心慌气短，疲乏无力，汗出口干，脉弦细，舌胖。治宜益气育阴，活血化瘀。用药：党参15～20克，生芪15～20克，玉竹12~15克，麦冬12克，五味子10克，赤芍10~12克，丹参10~12克，川芎12克，红花10克，香附12克，郁金12克，厚朴10克。合并痰浊的加瓜蒌20克，薤白12克，半夏10克；阳虚较明显的加桂枝10克，良姜10克，细辛6克，附片10克，荜茇10克等。

总之冠心病心绞痛的治疗原则，本着病位在心、病因为脉不通的认识，活血化瘀为治本中之本，芳香温通为治本中之标，扶正以补气，抓住要点辨证施治。

瘀血征象较显著者，也可单用冠心Ⅱ号片或冠心Ⅱ号注射液加生脉散静脉滴注效果也较好。心绞痛发作时，可选用宽胸气雾剂吸入或服宽胸丸、复方血竭丸、丁桂香丸，重者用心痛丸，针灸也有很好的止痛作用（常用内关、足三里、膻中、鸠尾等穴位）。

五、真心痛的治疗

真心痛相当现代临床所见的心肌梗塞。治疗一般都是标本兼顾，采用益气活血为主。这是基于本虚标实而运用的。过去采用益气活血方“促愈合合剂”（生黄芪、当归、丹参、桂枝、陈皮）或“梗塞合剂”（生黄芪、党参、黄精、丹参、赤芍、郁金、陈皮），每日2次，每次25毫升。这种浓缩煎剂，保证病人入院后可立即服上中药。但有的病人病情较重，恶心呕吐，服药不便。近几年我们又制成针剂，分二类，即益气针（党参、黄芪、黄精）、活血针（丹参、赤芍、郁金），静点时可根据病情加减，如痛重可多加活血针，气虚明显者多加补气针。心肌梗塞的疼痛按心绞痛处理，用宽胸气雾剂吸入、心痛丸、针灸等，如无合并证则只用益气活血针常规静点7~10天后改成口服中药治疗。

急性心肌梗塞合并症的治疗，古代所说的手足青至节，旦发夕死，夕发旦死。现在看来主要是心源性休克、心力衰竭一类的严重合并症，死亡率是很高的。

急性心肌梗塞合并低血压状态和心源性休克，大致可分为三种类型。

（1）精神呆滞或烦躁，面色苍白，微汗出，皮肤湿润。手足指冷，脉细弱或结代，舌胀黯紫或舌尖黯赤，薄苔或无苔少津，属于阴液不足，正气不固，治宜益气育阴，养荣活血。方用红人参10克，麦冬10克，五味子10克，当归10克，川芎12克，生黄芪20克。可合用生脉散注射液或参麦注射液5～10毫升加入5%～10%葡萄糖液500毫升中静点。

（2）病情较重、嗜睡或神志朦胧，面色青紫，大汗如珠，四肢厥逆，手足青至节，脉微或有结代，舌质黯紫，可有褐腻苔，此为阴竭于内，阳绝于外，治宜温阳救逆，扶正养阴固脱。方用：制附片10克，干姜10克，炙甘草10克，红人参10克，生黄芪30克，麦冬12克，五味子10克，山萸肉10克，当归12克，肉桂6克。可合用生脉散注射液、参附注射液、四逆注射液，选用1～2种2～10毫升加入5%～10%葡萄糖液中静滴。

（3）神志不清，面色灰暗，冷汗如油，肢体逆冷发青，无尿，脉伏，舌卷不能伸，此为内闭外脱，治宜回阳救逆，敛阴固脱，芳香开窍。方用：红人参10克，黄精15克，五味子10克，山萸肉10克，生黄芪30克，当归12克，干姜10克，附片10克，肉桂6克，麦冬12克，炙甘草10克，细辛10克，煎汤口服或鼻饲，并选用人参注射液、生脉散、参附或四逆注射液2～10毫升加入5%～10%葡萄糖液中静点。也可选用苏合香丸、安宫牛黄丸内服，每次1丸。

急性心肌梗塞若出现脉结代，且感心悸气短，口干，面色皖白，舌质暗苔白，属气阴两虚血脉瘀阻，宜用益气育阴活血复脉之剂。方用：党参15克，当归12克，生地12克，麦冬10克，玉竹10克，生姜10克，桂枝10克，柏子仁15克，五味子10克，炙甘草10克，生龙骨30克，煎汤口服。

急性心肌梗塞若出现脉虚数无力，心悸，气短发憋，咳嗽，咳白色泡沫痰或痰中带血，汗出，手足发凉，浮肿、尿少，舌质黯胖苔薄白或白腻，宜扶正益气温阳利水之剂。方用红人参10克，桂枝10克，玉竹12克，五味子10克，当归10克，生姜10克，生桑白皮10克，茯苓20克，大腹皮10克，北五加皮3～6克，煎汤口服，亦可用独参汤频服。

总之，急性心肌梗塞一般以气虚血瘀方面症状为主，因此治疗宜以益气活血为主，但各人表现兼证不同可随证加减。如五心烦热、口干明显，舌红少津可加沙参、麦冬、五味子、生地、元参等养阴药。如恶心呕吐腹胀明显加用陈皮、半夏、竹茹、藿香，和胃止呕健脾。若烦躁不安失眠的加枣仁、柏子仁、远志，夜交藤煎服。若便秘加番泻叶或香黄膏（大黄、藿香）。

六、病例

1. 赵某，男，71岁，工人，病历号94626。

患者1974年开始心前区疼痛伴胸闷，近一年来疼痛加重且频繁，每日4～5次，可持续20～30分钟左右，夜间多发，常服用硝酸甘油、宽胸丸等药物。近20天来病情加重，为持续性心前区疼痛，尤以夜间为甚，伴胸闷憋气，不能平卧，出汗，头晕，颈部僵硬不适，服用硝酸甘油效果不明显，于1979年2月20日入院治疗。

既往有高血压病史20余年，1976年曾患脑血栓形成。

体检：急性病容，神清，右侧鼻唇沟浅，舌无偏斜，舌质黯红，苔黄厚，脉弦紧，心律整，心率60次/分，第一心音低钝，心尖部可闻Ⅱ级收缩期杂音，两肺呼吸音清，肝脾未及，四肢肌力正常，未引出病理反射，西医诊断为冠心病心绞痛，高血压病，脑血栓后遗症。中医辨证为胸痹心痛。

患者入院后用中药辨证治疗，疼痛减轻，每日只发作1～2次，用宽胸丸或硝酸甘油可缓解。3月25日因外感咳嗽，心绞痛又加重，疼痛频繁伴胸闷憋气，端坐呼吸，曾用中西药物治疗均无明显效果，患者精神萎靡，面色晦黯，倦怠思睡，疼痛频发，每因稍变动体位即可引起心绞痛，服中药及硝酸甘油不缓解，几天来曾多次使用罂粟碱、杜冷丁止痛。心电图有ST-T改变，$T_{Ⅰ、Ⅱ}$、avL、avF、V4～6倒置加深。

4月25日病情如上述，病人半坐位，自觉胸闷气短咳嗽，每日疼痛十几次，舌黯苔黄腻脉弦紧。证属气虚，气滞血瘀，胸痹心痛。治疗：益气宣痹、活血化痰。方药：瓜蒌30克，薤白20克，半夏12克，党参30克，黄芪20克，茯苓30克，杏仁10克，紫菀15克，当归20克，黄芩15克，木香12克，丹参30克，丁香10克，红花10克。

止痛粉：血竭粉1克，沉香粉0.5克，冰片粉0.5克，琥珀粉0.5克，三七粉1克，上药粉混匀分五次一日内吞服。

服上二药二剂后，心绞痛明显减轻，次数减少，4月27日心绞痛发作一次，针灸而痛止（内关、中脘、膻中），10分钟后完全缓解，继续服药治疗未再发生严重心绞痛，可平卧入睡，每日有心前区轻痛1～3次，用止痛粉很快止痛。服上方一个月，心绞痛每日0～1次，程度较轻，仍宗上法加减巩固疗效。

按：本例为不稳定型心绞痛，疼痛较重而频繁，胸闷气短，不能平卧，头晕出汗，舌黯苔黄厚，脉弦紧，证属气虚、气滞血瘀，治疗用益气宣痹活血化痰之剂，方中以党参、黄芪补气；瓜蒌、薤白、木香、丁香宽胸温通理气；茯苓、半夏、杏仁、紫菀止咳化痰；黄芩清肺热，丹参、当归，红花活血。止痛粉芳香温通、活血止痛。冠心Ⅱ号注射液每日10克静点加强活血止痛之力，病情得到改善。

2. 董某，男，46岁，干部。

患者1974年患急性前壁及高侧壁心肌梗塞，此后偶有胸骨后疼痛，用硝酸甘油可缓解，同时经常服潘生丁、烟酸肌醇脂、冠心苏合丸等药物治疗。近一个月来因生气后心绞痛发作频繁，每日7～8次，每次持续数分钟至半小时左右，并向肩背及左上肢放射，伴有出汗头晕、乏力，在门诊治疗效果不明显，于1978年8月3日住院治疗。

8月26日患者每日心绞痛3～5次，持续5～20分钟，伴胸闷气短、头晕乏力，重则出汗。畏冷，睡眠欠佳，舌质淡有瘀斑边有齿痕，苔薄白，脉细缓，心律齐，心率72次/分，血压100/70毫米汞柱。证属气虚、气滞血瘀胸痹心痛。治宜益气温阳、活血化瘀、理气止痛之剂。方用：党参20克，桂枝12克，丹参18克，川芎15克，赤芍18克，荜茇12克，细辛3克，良姜10克，陈皮10克，香附15克，红花3克。

进上方四剂心绞痛发作减少、减轻，每日0~1次，持续0.5~1分钟，精神好转，睡眠进步，但血压仍偏低90~100/58~70毫米汞柱，心律整，心率70~80次/分,舌黯有齿痕，脉沉细，上方又服四剂，三天来未发心绞痛。后来因活动量增大，劳累后心绞痛又有发生，1~3次/日，程度较轻，不需用药可自行缓解，睡眠仍差。9月11日原方加首乌藤继服。

9月22日病人近四天来发过一次胸骨后疼痛约4~5秒钟自行缓解，仍易出汗，睡眠欠佳，舌暗有齿痕，苔薄白，脉沉细，血压100/70毫米汞柱。仍宗上方去陈皮加生黄芪15克，郁金15克继服。

10月9日，病人半月来未发作心绞痛，头晕已除，出汗减少，精神明显好转，睡眠进步、舌暗边有齿痕，苔薄白，脉细，心律整，心率80次/分，血压104/70毫米汞柱，带药出院休养。

按：本例为心肌梗塞后心绞痛，伴胸闷气短，头晕乏力，畏冷，舌有瘀斑，苔薄白，脉细，血压偏低。证属阳虚气虚，气滞血瘀，以益气温阳、活血化瘀治之。方中以党参、黄芪、桂枝益气温阳；丹参、川芎、赤芍、红花活血化瘀；荜茇、细辛、良姜、陈皮、香附、郁金芳香温通理气止痛，收到较好效果。

高血压病

高血压病属于中医“眩晕”“头痛”“肝阳”，其根本原因在于①情志过极，②饮食失调，③内伤虚劳，而引起脏腑经络阴阳消长偏胜所致。如情志过极，忧郁恼怒，长期精神紧张而伤肝，肝郁不舒，肝气郁结而化热，肝为刚脏，喜条达，易生风化火，肝热上冲，血压升高。《素问·至真要大论》早有“诸风掉眩，皆属于肝”的论述。也可因过食肥甘厚味，脾胃瘀滞化热，清气不能上升，浊气不能下降，升降失调也可影响到肝而发生肝热上冲，血压升高。《千金翼》中指出“肝厥头痛，肝火厥逆，上攻头脑也”。又曰“肝厥头痛，必多目眩晕”说明肝火而致头痛头晕。以上均可见于初期高血压属实证、热证。病情进一步发展，热证时久必损阴液“热伤阴”，或先有内伤虚损，则形成阴虚阳亢。病情再发展，阴虚更甚，肾阴虚也影响到肝阴虚，出现肝肾俱虚的表现。病程再久，阴损及阳，形成阴阳两虚。《内经》就有“肾虚则头重高摇”的论述。

病位主要以心肝肾三脏为主，妇女多在冲任。高血压的各个阶段都可发生肝风内动，当然到后期，因阴虚阳亢、阴虚或阴阳两虚，气滞血瘀易发生经络闭阻。或阴虚不能养肝，化火动风更易发生中风。肾为先天之本，正常人心肾相交，水火既济。如肾水不足，或肾阴阳俱虚，直接影响心脏，如心阴虚则发生心悸、心烦。心阳虚、气滞血瘀则发生胸痹心痛。心阳虚极发生心阳衰等各种变证。

一、辨证分型及治疗

1. 肝阳上亢（或肝热上冲）　头痛头晕，口干口渴，目赤，便秘尿黄，烦躁易怒，舌红苔黄，脉弦数或弦滑有力。属实证热证。治疗宜平肝潜阳，清热降火。方用龙胆泻肝汤加味：龙胆草10克，黄芩12～15克，菊花12～15克，栀子10克，泽泻10～15克，草决明15～30克生地12～20克，大黄3～10克。方中龙胆草、黄芩泻肝热，菊花、栀子、草决明清热除烦平肝明目，泽泻、大黄使湿热由二便利出。本方苦寒药较多，加用生地使苦寒药不致伤阴。

2. 阴虚阳亢（肝肾阴虚，肝阳上亢） 肝肾同源，关系密切，内伤虚损而致肾虚或由上一型发展而来。证见头晕头痛，耳鸣眼花，失眠多梦，腰酸腿软，四肢麻木，舌质正常或黯红，苔薄黄或薄白，脉沉细。治宜滋阴平肝潜阳。方用天麻钩藤饮、杞菊地黄丸加减：天麻10克，钩藤12~30克，石决明20~30克，黄芩12~15克，菊花10~15克，生地12~20克，牛膝12~15克，寄生12~15克，赤芍12克，葛根15~20克。方中天麻、菊花、钩藤、石决明平肝熄风，黄芩泻肝火，生地养阴，寄生补肝肾通络，牛膝引药下行，赤芍、葛根活血解肌。

3. 肝肾阴虚 可由上型发展而来以阴虚为主，有头晕眼花，目涩而干，耳鸣，腰酸腿软，足跟痛，夜尿多，舌质红、无苔，脉沉细尺弱。治疗宜滋补肝肾。方用首乌汤加减：何首乌10~12克，菟丝子15~20克，女贞子12~15克，磁石20~30克，桑寄生12~15克，杜仲10~15克，牛膝12~15克。

4. 阴阳两虚 除肝肾阴虚症状以外，尚有肢冷、心悸气短、腹胀腹泻，或有阳痿早泄等症，舌质淡或红，苔净，脉结代尺脉弱。治宜养阴温阳。方用炙甘草汤加减：炙甘草3~10克，党参10~15克，生地10~12克，阿胶10~12克，桂枝6~10克，麦冬10克，珍珠母20~30克，女贞子10~12克，枸杞子10~12克。方中党参、炙甘草补气，女贞子、枸杞子补肾。阿胶、生地、麦冬补心血养心阴，桂枝补心阳。珍珠母宁心。

5. 冲任失调 女性40岁以后更年期，肾气渐衰，月经失调，整个阴阳平衡均失调，表现阴虚阳亢，心肾不交，易怒，总之为上实下虚。证见头晕耳鸣，烦躁易怒，手足心热，记忆力减退，心慌气短，失眠，月经失调，舌质红，苔白，脉弦细或弦数。治疗宜补肾二仙汤加减：仙茅10～12克，仙灵脾10～15克，黄柏10～12克，知母10～15克，当归10～12克，巴戟天10～15克。方中仙茅、仙灵脾、巴戟天温阳补肾，黄柏、知母滋阴清热以泻相火，当归调理冲任。烦躁易怒加柴胡、苏梗。心烦失眠加合欢皮、远志、首乌藤。头晕头胀加夏枯草、白蒺藜。

6. 痰湿阻逆　脾主运化，多食肥甘厚味，肥人多湿，湿重则易生痰，湿困脾土，运化失调。正常人清阳上升，浊阴下降，如痰湿阻逆则升降失调，久之痰湿化火，血压升高。证见头晕，头重如裹，心烦欲吐，腹泻痞满，少食多眠，舌胖质淡，苔白腻，或厚而无津，脉弦滑。治宜健脾化湿，清热化痰。方用温胆汤加味：陈皮10克，半夏10克，茯苓12～15克，甘草6～10克，枳壳10克，竹茹10克，钩藤15～20克，尾连6～10克。二陈汤燥湿化痰，枳壳与半夏相配化痰降逆，竹茹、陈皮相配和胃理气，钩藤平肝，尾连清热。头晕头痛重加葛根、白蒺藜。食少加山楂、莱服子。尿少加车前子、汉防己、泽泻。肝胆热明显加茵陈、黄芩、银花、大黄等。

二、病例

1. 王某，女，47岁，干部。

1979年3月20日初诊：因妊娠后发现高血压至今已20年，血压最高220/120毫米汞柱。自觉头晕头痛，活动后症状加重，腰酸，四肢乏力，晨起面部浮肿，活动后下肢浮肿。脉沉细而弦，舌质略暗，苔白，血压

180/100 毫米汞柱。证属脾肾两虚，水不涵木。治宜养血平肝，健脾利湿。方用川芎 15 克，当归 15 克，白芍 12 克，泽泻 12 克，白术 12 克，茺蔚子 30 克，防己 20 克，草决明 30 克，牛膝 15 克，车前草 12 克，益母草 15 克，生地 15 克，川萆薢 20 克，珍珠母 30 克，茯苓 15 克。

4 月 19 日二诊：头晕头胀减轻，尚感乏力，活动多时下肢仍有浮肿，脉沉细而弦。舌质正常，苔白，血压 160/100 毫米汞柱，服用上方 20 余剂，昨日有鼻衄出血量较多。治疗仍宗上法加清热药味：川芎 15 克，当归 15 克，白芍 12 克，泽泻 15 克，葛根 12 克，黄芩 12 克，栀子 10 克，茯苓 20 克，茺蔚子 30 克，草决明 20 克，玄参 15 克，生石膏 30 克，川萆薢 20 克。方中加黄芩、栀子、生石膏清热凉血。

2. 王某，女，49 岁，病例号 18022。

患者于 1968 年发现血压偏高，140/100 毫米汞柱，后因长期失眠血压经常高达 170～180/105 毫米汞柱，1974 年始发生心前区疼痛，查心电图有 ST-T 改变，曾住某医院治疗，诊断为高血压病冠心病。近来自觉症状加重，心前区持续隐痛不解，晨起稍轻，其发作与劳累、生气及气候变化等有关系。症有口苦、咽干、心慌、失眠多梦，于 1979 年 9 月 17 日收入院治疗。

入院后仍感胸闷，心前区闷痛不适，有时头晕，长期服用复方降压片控制血压，含硝酸甘油片缓解心绞痛。舌黯边有瘀斑，苔白腻，脉沉细。心率 70 次/分，偶有 1～2 次/分早搏，血压 160/100 毫米汞柱。

9 月 20 日郭老看病人，患者尚感胸闷不适，头晕，舌质黯紫两侧有两条瘀斑，苔白，脉沉细，心率 80 次/分，心律不齐，有早搏 1～2 次/分，血压 160/100 毫米汞柱，现仍服复方降压片 3 片/日。证属气阴两虚，气滞血瘀，治宜宽胸理气，活血化瘀之剂。方用：瓜蒌 30 克，薤白 15 克，半夏 12 克，柴胡 10 克，当归 15 克，赤白芍各 12 克，薄荷 6 克，白术 10 克，玫瑰花 12 克，郁金 15 克，香附 15 克，甘草 6 克。

上方服用四付后诸症有好转，头晕、胸闷痛减轻，血压降至 120/80 毫米汞柱，舌黯，脉沉细。上方加丹参 20 克继服。停用复方降压片。静点冠心Ⅱ号注射液 20 毫升加入 5% 葡萄糖 250 毫升中，每日 1 次，血压维持在 120～140/80～90 毫米汞柱之间。

11 月 15 日再看病人，患者有畏寒，微有心前区闷痛，脉沉细，舌紫黯减轻，苔白，血压 130/80 毫米汞柱，方用：荜茇 12 克，良姜 10 克，柴胡 12 克，桂枝 15 克，当归 15 克，陈皮 15 克，赤芍 15 克，炙甘草 6 克。冠心Ⅱ号液又静点 10 天，血压维持在 120～130/80 毫米汞柱之间，胸闷痛明显减轻，心电图好转，于 11 月 27 日出院。

此例病人特点为气阴两虚，气滞血瘀胸痹，入院后应用宽胸理气之剂瓜蒌薤白半夏汤、逍遥散之方剂，并用冠心Ⅱ号注射液静脉输注，血压平稳（停用降压药），心绞痛、胸闷等症减轻，心电图好转出院。

三、临诊体会

1. 苦寒药的应用　高血压病多为实证，热证，不用苦寒药，不能凉其热，不易收到降压效果。但是长期重用苦寒药，苦燥易伤阴、败胃，故不宜长用。如需要用则应配合养阴药同用。

2. 活血药的应用　活血药物有协助降压的作用，因为不少高血压的病人兼有气滞血瘀的征象。如我们有些高血压冠心病人，长期用冠心片治疗，停用了降压药而血压仍长期维持在正常范围。还有一部分高血压冠心病人用冠心Ⅱ号或川芎嗪静脉输注治疗，原有高血压下降，或维持在正常范围。尤其对久患高血压之患者容易有气阴两虚，气滞血瘀，经络闭阻，舌质紫黯，肢麻或胸痛等症者更应加重活血药的应用。

3. 虫药的应用　高血压病，多为肝阳上亢，肝郁化火，易生风，早期常见肢体麻木，此时应用虫类药物平肝熄风通络，对降压，预防中风均有效果，中风病人应用虫类药物更有必要，对症状改善，尤其对脑细胞功能的恢复，有明显效果。

4. 轻、中度高血压病人，临床症状不重或经治疗后病情好转者可用复方降压素片（1号）每日3次，每次3～5片。血压偏高，药后不降者，用复方降压素2号，每日3次，每次3～5片。

心　肌　炎

心肌炎属中医的“心悸”、“怔忡”、“胸痹”的范畴。其病人多为外感时邪疫气，热毒内陷心包，损耗心阴心气，或外感风寒风热之邪，久则入里耗损阴液。在临床常与病毒感染、风湿活动有联系。表现长期低热，盗汗或自汗，五心烦热，咽峡炎症等。由于损耗心气及心阴，则发生心悸、气短、胸闷、脉数或结代。

一、辨证施治

1. 余热不尽，心阴虚损　常见长期低热，口干欲饮，心悸，胸闷气短，手足心热，血沉快，伴有关节肌肉痛等，心电图见有心肌损害，舌红脉数。治疗以宣痹汤加养心阴清肺之剂。方药：元参12克，麦冬10克，丹参20克，远志10克，五味子10克，双花12克，板蓝根15克，黄芩12克，柏子仁15克，甘草6克。

2. 血分有热，有瘀血征象　常见发热，皮肤有斑疹出血点，舌质暗有瘀斑。应加入清血热活血药物，如牛黄、生地、丹皮、赤芍，紫草等。方药：沙参15克，丹参15克，赤芍12克，丹皮10克，连翘12克，生地12克，柏子仁10克，麦冬10克，甘草6克。

3. 合并咽炎扁桃体炎　反复发热或长期低热，咽红有滤泡增生，扁桃体肿大，舌红脉数。治疗用药还应重视养阴清热泻肺。如用元参、生地、黄芩、双花或山豆根、射干，发热加生石膏，也可在局部应用冰硼散加味（冰片、硼砂、青黛、黄连粉）漱口或涂患处（一般用3克加水500毫升含漱或药粉直接涂患处）。方药：元参12克，麦冬10克，射干10克，板蓝根15克，桔梗6克，双花10克，柏子仁12克，五味子10克，珍珠母30克，甘草6克。

4. 气阴两虚　心悸胸闷，舌红脉数，心电图有异常改变者。以补心丹为主加清热解毒药。方药：党参12克，元参15克，丹参15克，茯苓12克，柏子仁12克，当归10克，生地12克，大青叶10克，双花12克，枣仁12克，远志10克，甘草6克。

5. 气虚为主　头晕，胸闷，畏寒，乏力，脉迟。用药宜益气温阳，如用党参、太子参、黄芪、细辛等。方药：党参15克，白术10克，茯苓12克，黄芪15克，桂枝6克，细辛3克（后下），柴胡10克，丹参20克，附片6克，陈皮10克。

6. 胸闷痛心下痞满者，可在清热解毒养心安神的基础上合小陷胸汤。痛明显者，也可加用金铃子散（元胡、川楝子）。方药：瓜蒌20克，黄芩12克，丹参15克，远志10克，半夏10克，双花10克，当归12克，大青叶12克，柏子仁10克，炒川楝子10克。

7. 合并脉结代，也常以补心丹为主合生脉散、苦参等。方药：党参15克，丹参15克，麦冬10克，五味子10克，当归12克，远志12克，柏子仁10克，苦参15克，珍珠母30克，甘草6克。

8. 胸闷气短心悸，心率快，下肢浮肿，不能平卧，合并心衰时常以归脾汤加减，健脾利水。方药：党参15克，黄芪15克，丹参15克，白术12克，茯苓15克，桂枝10克，附片6克，当归12克，车前草10克，北五加皮3～10克。

二、病例

1. 郭某，女，23岁，干部，病历号13813。

1978年7月3日初诊：四日前始有咽痛发热，继而觉心慌气短，活动后加重。检查体温38℃，脉率100次/分，咽部充血，扁桃体肿大Ⅱ度，甲状腺无明显肿大，两肺阴性，心界不大，心律整，未闻及杂音。血沉23毫米/小时，心电图TⅡ、Ⅲ、avF及V_1～V_5倒置。

西医诊断：上感，心肌炎。中医诊断：外感心悸。治疗以清热解毒养心之剂。方用：丹参30克，板蓝根30克，太子参15克，元参12克，麦冬10克，远志10克，五味子10克，桔梗10克，当归10克，柏子仁15克，陈皮10克，茯苓12克，连翘12克，竹茹10克，莱菔子10克，焦三仙30克。

7月19日二诊：精神好转，食欲进步，活动后仍感心慌，时有下肢关节痛，体温37℃～37.8℃，舌脉象同前。党参18克，麦冬12克，当归15克，丹参24克，川芎12克，大青叶15克，板蓝根15克，元参15克，海桐皮15克，秦艽12克，柏子仁10克，五味子10克，忍冬藤24克，甘草6克。

8月23日三诊：8月初又一次外感，症状反复，血沉36毫米/1小时，抗“O”1∶800，心电图有好转，体温正常，关节痛减轻，活动后仍心慌，静止时心、脉率76次/分。丹参30克，党参15克，北沙参15克，麦冬12克，柏子仁12克，五味子6克，茯苓15克，当归12克，细生地24克，桂枝6克，海桐皮12克，片姜黄12克，羌活12克，牛膝15克，双花18克，板蓝根15克。

9月10日四诊：一般情况均好转，无明显心慌，血沉10毫米/1小时，抗“O”阴性，心脉率70次/分。继服上方。

9月27日五诊：继续服药二周后，自觉症状消失，心电图明显好转，为大致正常，心脉率70次/分。带方出院，巩固治疗。

本例因外感发热后，继发心慌气短，血沉快，抗“O”较高，心电图有T波改变，证属外感邪热内陷，损伤心阴心气，治疗以清热解毒宁心之剂，约近3个月治疗，症状缓解，体征好转而出院。

2. 张某，女，32岁，干部。

1975年2月27日初诊：于1974年5月因自然流产后有低热咽痛，关节痛，活动后心悸气短，胸闷，心跳快（120～140次/分），某院做心电图有广泛ST-T改变，诊断心肌炎，曾服激素及中药治疗一度症状好转，因劳累后复发，心跳140次/分。本次住院检查：体温

37℃，心律整，心率 90 次/分，舌质淡红苔黄腻，脉细数，心电图广泛 ST-T 改变。西医诊断心肌炎；中医辨证：心悸，气阴两虚，余热未尽。治疗益气养阴，清热解毒宁心。方药：党参 25 克，北沙参 25 克，元参 15 克，生地 15 克，麦冬 15 克，莲子心 10 克，远志 10 克，枣仁 10 克，败酱草 25 克，大青叶 18 克，珍珠母 30 克，菖蒲 12 克，甘草 10 克。

3 月 12 日二诊：心悸胸闷有好转，但活动后感觉仍明显，心率 120 次/分，乏力，睡眠差，脉沉细，舌质淡红苔白。方药：党参 25 克，北沙参 25 克，元参 15 克，生地 15 克，麦冬 10 克，莲子心 10 克，远志 10 克，炒枣仁 10 克，败酱草 25 克，大青叶 18 克，菖蒲 12 克，珍珠母 30 克，甘草 10 克。

3 月 31 日三诊：心悸减轻，活动后胸闷，心率最多 100 次/分，舌质正常苔薄白，脉沉细，80 次/分，继用前方治疗。

4 月 19 日四诊：仅在活动后心率略快。安静时心率 70 次/分，心电图已正常。带药出院，巩固治疗。

3. 郭某，男，34 岁，病历号 16579。

1978 年 9 月 20 日初诊：9 月 15 日始胸痛、心慌气短，高烧 39℃，以后症状加重而入院。检查病人半卧位，心尖搏动不明显，心界向两侧扩大（内至胸骨右缘，外达腋前线），心率 106 次/分，遥远感，心尖部Ⅱ级收缩期杂音Ⅱ°，胸骨左缘 3～4 肋间闻心包摩擦音。胸透心影中等度扩大呈烧瓶状。心缘正常弧形消失，心膈角变钝，超声波探测符合心包积液波形。血象白细胞 15300/立方毫米，中性 81%，淋巴 18%，血沉 12 毫米/1 小时，血培养二次均为金黄色葡萄球菌。患者呼吸急促，唇紫，舌质红，苔薄黄，中心剥脱，脉弦细数。心电图低电压，ST Ⅱ、Ⅲ、avL、$v_1 \sim v_5$ 抬高。西医诊断：急性心包炎。中医辨证：心悸，心阴不足。治疗以益气育阴，清热解毒之剂，方用补心丹加当归六黄汤加减：当归 12 克，黄芪 15 克，生地 18 克，党参 18 克，丹参 18 克，尾连 12 克，黄芩 12 克，黄柏 10 克，麦冬 15 克，远志 10 克，甘草 6 克，桑白皮 15 克，生石膏 30 克。

9 月 27 日二诊：体温降至 37.2℃，自觉症状逐渐好转，胸闷，心前区痛缓解，心包摩擦音消失，心音增强，心率 80 次/分。继服前方。

10 月 4 日三诊：无明显不适感，只偶有心前区不适感。心脏检查：心界缩小，心音增强，偶有心律不齐，早搏 1 ~ 3 次/分（房性），舌质黯紫，苔薄黄，脉弦细，心电图低电压。继服上方中药，并加用 ATP20 毫克，辅酶 A100 单位肌内注射。

10 月 16 日四诊：胸透胸片对比观察：心影明显缩小已大致正常。无明显不适感。继用上方。

11 月 3 日五诊：病情稳定，无任何不适感，心律整，心界无明显扩大，胸透心界正常，心电图低电压，血培养二次阴性，白细胞正常。继续予养心健脾之剂，巩固疗效。

11 月 18 日，病人体力完全恢复，食欲好，每日主食 1 斤半。心肺听诊透视均正常，复查白细胞正常，血培养阴性，无任何自觉症状。带方调养善后，痊愈出院。

心 律 失 常

心律失常属于中医“心悸”、“怔忡”、“脉结代”的范畴。《素问·痿论》说："心主身之血脉"。心气足则血脉通，五脏得血养。《素问·举痛论》曰："经脉流行不止，环周不休，寒气入经而稽迟，泣而不行"。说明如一旦有寒邪侵入或心阳不足，则脉行稽迟不畅。中医认为迟寒，数热。《素问·痹论》曰："脉痹不已，复感于邪，内舍于心"。说明外感邪伤及心则发生脉痹。如感受风热或风寒之邪化热，热伤津液，心阴受损或血虚不能养心，均可出现心悸脉结代。《证治要诀》指出"怔忡久思所扰，触事不忘，虚耗其血，心血不足，遂成怔忡"，说明精神因素也导致怔忡。《素问·痹论》曰："心痹者，脉不通"。胸痹、心痛病人，脉律的变化更是多见。其形成的基本原因与《金匮要略》所述的胸痹、心痛的病因"阳微，阴弦"是分不开的，即心（胸）阳虚或若干脏器的阳虚，以及在阳虚基础上所形成的气滞、寒凝、血瘀、浊阻等物质的改变所引起的脉络阻滞，心失所养而发生脉结代。尤其真心痛的病人，心痛甚，大汗淋漓，手足青至节，心阳衰微，脉象可呈虚数无力或参伍不调结代等各种紊乱心律。

一、辨证施治

1. 阴虚阳亢　心悸气短、头痛头晕，心烦易怒，口干目涩，手足心热，舌红，苔白或薄黄，脉弦滑数或有促象。治疗宜育阴潜阳，宁心复脉之剂。可用天麻钩藤饮合补心丹化裁：菊花 12 克，钩藤 12 克，川芎 15 克，葛根 25 克，黄芩 12 克，生地 20 克，五味子 10 克，草决明 25 克，茺蔚子 30 克，炙甘草 6 克，郁金 20 克，珍珠母 30 克。

2. 气阴两虚　证见心悸气短，口干乏力，失眠多梦，舌红或胖大，苔白润，面色黄白或黯滞少华，脉细无力兼促或结代。治宜益气育阴，宁心复脉。可用炙甘草汤合生脉散加减：党参20克，丹参20克，当归12克，桂枝12克，麦冬10克，生地18克，郁金15克，生姜10克，五味子12克（或代以柏子仁），麻仁10克（或以黑芝麻代），炙甘草6克，生龙骨30克，生牡蛎30克。有胸闷者加瓜蒌20克，薤白15克。

3. 阴虚　口渴，盗汗，心悸，五心烦热，头晕腰酸，舌质红，苔白，脉数或促，结代。治宜育阴清热，宁心复脉之剂。用补心丹合一贯煎化裁：生地25克，党参20克，北沙参20克，丹参30克，当归12克，玉竹30克，五味子12克，苦参20克，柏子仁10克，银花15克，大青叶15克，远志10克，菖蒲12克，甘草10克，珍珠母30克。

4. 阳虚　心慌气短，肢冷腹胀、浮肿，舌体胖质黯，苔白，脉细数无力或促结代。治宜益气活血，温阳利水，真武汤合苓桂术甘汤加减：党参30克，白术12克，附片12克，茯苓20克，桂枝12克，泽泻20克，当归12克，丹参15克，北五加皮6克。

另：气虚或心脾肾阳虚：证见头晕气短，畏寒肢冷，或腹胀腰酸，重者有昏厥，舌胖质淡、黯，有齿痕，脉迟结代。心电图为Ⅱ°或Ⅲ°传导阻滞。证属气虚或心脾肾阳虚，并兼有气滞血瘀，治疗用补中益气汤加减：党参20克，生黄芪20克，川芎12克，赤芍15克，鸡血藤15克，柴胡10克，升麻6克，红花10克，桂枝10克，柏子仁10克，仙灵脾12克，补骨脂12克。

5. 气滞

（1）气虚合并气滞血瘀（多见冠心病）：证见胸闷痛，心悸气短，倦怠乏力，舌淡黯苔薄白，脉弦细结代。治宜益气活血，宽胸理气，方用生脉散、柴胡舒肝散、四逆散、四七汤等加减：党参12克，麦冬12克，柴胡10克，当归12克，郁金12克，川芎10克，厚朴10克，降香12克，苏叶10克，瓜蒌15克，薤白12克，珍珠母30克。

（2）肝肾虚、肝气郁结或肝气上逆：证见头晕心悸，心烦易怒，两胁痛，月经失调，舌胖质淡苔白，脉弦细数。治宜舒肝降逆，益肾宁心，方用旋覆代赭汤合五子衍宗、二仙汤等加减：旋覆花10克（包），代赭石15克，麦冬10克，五味子12克，佛手12克，郁金15克，香附10克，瓜蒌20克，薤白10克，女贞子12克，枸杞子12克，仙灵脾10克，珍珠母30克。

6. 气虚血瘀　证见心悸气短乏力，心痛甚，痛有定处，舌质紫黯或有瘀斑，脉弦细，涩、促、结代。治宜益气活血，宁心复脉，方用冠心Ⅱ号、失笑散、血府逐瘀汤等加减：党参20克，川芎15克，红花10克，丹参20克，柏子仁10克，赤芍15克，瓜蒌20克，薤白12克，荜茇10克，五味子10克，炙甘草6克，珍珠母30克。

7. 痰浊瘀阻　证见胸闷痞满，心悸恶心，苔白滑或黄腻，脉结代而滑。治疗宜重用利湿化痰或清热化痰之剂：二陈汤、温胆汤、导痰汤、瓜蒌薤白半夏汤、小陷胸汤等加减：方①：瓜蒌20克，薤白12克，半夏12克，陈皮10克，泽泻12克，南星6克，郁金12克，菖蒲10克，川芎15克，枳壳10克，党参20克，生龙骨30克。方②（热痰）：瓜蒌20克，黄连6克，半夏12克，郁金12克，银花藤12克，黄芩10克，当归10克，红花12克，生龙骨20克，珍珠母30克。

8. 温邪伤营，心阴虚损　证见身热乏力，口干咽痛，心悸怔忡，舌红苔白或薄黄，咽赤，脉滑数，或促结代。治宜养阴清热解毒，方用补心丹、一贯煎加减：沙参15克，麦冬12克，元参15克，红花12克，大青叶12克，柏子仁12克，生地15克，连翘12克，菖蒲10克，甘草6克，珍珠母25克，苦参20克。

二、临诊体会

1. 心律失常一般多与心、肝、肾三脏关系密切，如心阴虚、心阳虚、心脉瘀阻、肝郁不疏、肝气郁滞，或肝郁化火，致使心火偏旺、心肾阳衰等均可出现脉促、脉结代。

2. 临床常见心痛心痹脉结代者，多为气虚或气阴两虚、气滞血瘀或为阳虚寒凝脉迟等。心肌炎之脉结代，多为外感热邪损耗心阴，或久病气阴两虚，脉数结代。

3. 治疗常用益气药：太子参、党参、黄芪；养阴药常用：沙参、麦冬、玉竹、生地、百合等。活血常用：川芎、当归、赤芍、桃仁、红花、丹参、鸡血藤；温阳常用：附片、细辛、干姜、桂枝。疏肝理气常用：柴胡、郁金、香附、陈皮。芳香温通常用；良姜、荜茇、降香、沉香。平肝降逆常用：旋覆花、代赭石。养心安神常用：柏子仁、枣仁、生龙牡、珍珠母等。清热常用：双花、大青叶、板蓝根、黄芩、莲子心等。

三、病例

1. 仇某，男，54岁，工人，住院号17994。

患者于1977年7月因生气后，发现心悸不适，去北京某医院治疗作心电图为频发性室性早搏，用西药治疗，症状减轻，早搏明显减少。3个月后心悸复发，曾服西药效果不明显。1978年3月来我院门诊治疗，心律不齐，时多时少。近一个月来早搏仍频繁，自觉心悸，轻度胸闷。于1979年9月11日住院治疗。

10月5日郭老看病人，患者自觉心悸、胸闷、头晕，无心绞痛及其他不适，舌胖质淡，边有齿痕，苔薄白，心率74次/分，心律不整，早搏34次/2分，血压140/90毫米汞柱。脉细结代。证属气阴两虚，气滞血瘀。治宜益气养阴，活血宽胸复脉。方用：党参20克，丹参30克，麦冬15克，生地15克，桂枝12克，五味子12克，红花10克，郁金20克，薤白15克，瓜蒌20克，柏子仁10克，良姜10克，珍珠母30克，炙甘草6克。方中以党参、麦冬、五味子（生脉散）益气育阴。瓜蒌、薤白，郁金宽胸理气。桂枝、良姜温阳通脉。红花、丹参活血化瘀。柏子仁、生地、珍珠母、炙甘草养心复脉。本方服三剂后，早搏明显减少，10月11日至10月17日一周未发早搏。

1979年11月3日郭老再看病人，胸闷、心悸明显减轻，食纳、睡眠好，心率68次/分，示波2分钟只发现室性早搏1次。血压120/80毫米汞柱，舌胖质淡苔白，脉弦细。治宜养阴疏肝，活血复脉。方用生脉散合一贯煎加减：党参30克，麦冬12克，五味子10克，川楝子12克，炒枣仁15克，当归12克，生地12克，首乌藤30克，丹参30克，柏子仁15克，苦参15克，柴胡12克，郁金12克，姜黄12克。本方加减服用，早搏为偶发0～1次/分，自11月21日始，早搏消失，观察三周均未发生过心律不齐，自觉症状已完全消失，一般情况好。患者于12月11日带方出院。

按：此例患者有心慌，胸闷，舌胖质淡，边有齿痕，脉结代等表现，证属气阴两虚，气滞血瘀，而以气虚气滞较为明显。心主血脉，心之合脉也。气血充足则血脉流通，心得血养。气血虚则易发生气滞，气滞则血行不畅，又易发生血瘀，脉行不利而发生心律失常。因此治疗应以益气养阴为本，活血宽胸复脉为标，在益气活血的基础上加温通活血宁心之剂，而脉渐复。

2. 陈某，男，60岁，干部。

1977年5月19日初诊：患者于1952年发现有心律不齐，检查为房性早搏。1968年加重，曾在某医院住院，诊为冠心病，用过多种西药。1976年早搏增多，心悸胸闷，心电图示室性早搏，且经常有二联、三联律，服过心得宁、心得安等，稍有减轻，服Propafenon可消失，但停药后又复发而来诊治。既往有高血压，血压波动在140～190/80～110毫米汞柱，目前服心得宁，仍有心悸，胸闷、乏力，脉代，舌质黯胀，苔白，血压190/100毫米汞柱，听诊三联律。中医诊断：胸痹、心悸，证属气滞血瘀，气阴两虚。西医诊断：高血压病，冠心病，心律不齐（多发性室性期前收缩），治以育阴益气，活血宁神。方用：党参18克，丹参25克，北沙参15克，当归15克，麦冬15克，五味子12克，柏子仁10克，菖蒲15克，桂枝10克，生地18克，玉竹15克，红花10克，炙甘草12克，紫石英30克。

5月26日二诊：药后早搏减少（上午九时以后就减少），脉弦数偶结，舌暗红苔薄，早搏5次/2分，血压148/88毫米汞柱。前方继服。

6月2日三诊：早搏很少，偶尔有，症状减轻，心得安已停服，脉沉弦，舌质黯，心率76次/分，未闻期前收缩，血压146/86毫米汞柱。

前方紫石英减为25克。

6月21日四诊：症状渐见轻，十天来心律不齐基本消失，别无不适，血压140/80毫米汞柱。舌质黯红，少津白苔，脉弦细，心律齐，心率78次/分。

为巩固疗效，继服丸药：柏子仁60克，玉竹120克，生地90克，肉桂10克，红人参15克，红花60克，菖蒲90克，炙甘草90克，紫石英30克。共研细末，水丸，每次10克，每日2次服。

按：本例原有高血压病、冠心病，自觉心悸、胸闷、乏力，舌质黯胀，苔白，脉结代。证属气阴两虚，气滞血瘀，治疗以益气育阴，活血宁心复脉之剂。方中党参益气，沙参、麦冬、生地、玉竹养阴，丹参、当归、红花活血养血，柏子仁、五味子、菖蒲、紫石英宁心复脉。

心力衰竭

心力衰竭属于中医“心悸”、“怔忡”、“咳喘”、“痰饮”、“水肿”等范畴。《素问·痿论篇》曰：“心主身之血脉”。由于心病日久，心阴阳俱虚，心气虚则血脉鼓动无力，流行不畅，气滞血瘀。诸脏腑因失血所养而虚衰：脾虚则纳差腹胀，不能正常运化水谷而生痰成饮；肺气虚，肺血瘀阻则气短咳喘；肾阳虚，不能利水，出现尿少浮肿；肝藏血，肝血瘀滞而肿大。《素问·大奇论》曰：“肝满肾满肺满皆实，即为肿”。心病引起之水肿叫“心水”。《素问·气交变大论》曰：“岁水太过，寒气流行，邪害心火……甚则腹大胫肿”。《金匮要略》指出：“心水者，其身重而少气，不得卧，烦而躁，其人阴肿”。描述了心水症的一般症状，类似现代的心力衰竭。其主要原因为心阳虚，心气不足，故治疗上应以益气温阳为主。

一、辨证施治

1. 心阳虚　心慌、心悸、气短乏力，动则心悸，舌质略黯，苔薄白，脉细数。治疗以益气养心，当归汤加减：党参 20～30 克，黄芪 20～30 克，桂枝 10～12 克，白术 12～15 克，当归 12～15 克，丹参 12～15 克，远志 10 克，茯苓 15～30 克，柏子仁 12 克。

2. 心脾阳虚　心悸气短，腹胀纳少，轻度浮肿，舌胖质黯苔白，脉细数或结代。治宜温阳健脾，活血利湿。四君子汤合苓桂术甘汤加减，可加用益母草、车前草、当归、北五加皮、丹参等药。

3. 心肾阳虚　心悸气短，活动后加重，畏寒肢冷，尿少浮肿，面色青紫，舌胖质黯苔白腻，脉细数或结代，治宜温阳利水，佐以理气活血。用真武汤合苓桂术甘汤加减：党参 12～15 克，白术 12 克，茯苓 15 克，桂枝 10 克，附片 6～10 克，生姜 10 克，当归 10～12 克，丹参 12～15 克，车前草 12～15 克，北五加皮 3～10 克。

4. 气阴两虚　心悸气短，头晕乏力，口干，颧红盗汗，畏冷，心烦失眠，舌红，脉细数或结代，治宜益气育阴，可用炙甘草汤、生脉散、复方人参汤等，常用药：党参 10～15 克，丹参 10～15 克，沙参 10～15 克，柏子仁 10～15 克，麦冬 10 克，五味子 10 克，桂枝 10 克，北五加皮 3～10 克等。

5. 阳气虚脱　气喘心悸，不能平卧，烦躁不安，四肢厥冷，浮肿尿少，大汗淋漓，脉微细欲绝，治疗宜育阴回阳固脱，如保元汤、真武汤、生脉散等，重用山萸肉 12 克，黄芪 20～30 克，人参 10 克，附片 10 克，干姜 10

克，回阳救逆。

二、临诊体会

风湿性心脏病有发热时心阴虚较明显，心肌炎之初期以阴虚为主，此时治疗以清热解毒养心阴为主。病久渐出现气虚，需用气分药，如党参、黄芪等；如合并有气滞或肝郁气滞加柴胡剂舒肝理气。病情再进一步发展到出现阳虚的症状，如心脾肾阳虚，哪一脏为主选用哪一脏药为主，如通心阳以桂枝为主，健脾以四君子为主，温肾阳以附子为主，如真武汤。当然温肾阳同样可以影响到脾阳及心阳，如阳虚甚则发生水肿，此时只有气分药就不够了，需在益气温阳的基础上加利水药，如茯苓、泽泻、车前草（比车前子好）、益母草。腹水较重者宜攻补兼施或交替使用。病到血分肝脾肿大瘀血重者只用利水药效果不好，必须加用血分药，如当归芍药散加减。如有心源性肝硬化，则需要加三棱、莪术、红花等破血药物，寓补于攻下之中。便秘者可加二丑面（可用到6克）。病到后期除阳虚外必出现阴虚，证见舌光红紫黯，在滋阴药中加温阳利水药，可用炙甘草汤加减。重度心衰可发生阳脱，用温阳敛阴固脱之剂，重用参、附、姜、山萸肉，山萸肉可用30～60克，用黄芪、白术固脱止汗更好。生脉散、保元汤敛阴既固里又固表。心阳虚心率快，可适当加入北五加皮3～10克（一般维持量是3克）。

三、病例

陈某，女，51岁，干部。1978年5月29日入院。

患者心慌、气短，尿少，腹胀大，行动受限一年余。诊断风湿性心脏病二尖瓣狭窄及闭锁不全，心脏扩大，心房纤颤，心衰Ⅲ度，心源性肝硬化腹水。

患者于1958年始突然咯血、心慌，在某医院住院发现风湿性心脏病、心衰，此后经常用毛地黄类药物及利尿药。1976年以后，诸症明显加重。入院前二个月，心慌气短，尿少，腹水明显增加，病情日趋严重，心衰控制不满意，转来我院治疗。

入院时病人消瘦，紫绀明显，心慌气短，腹大如鼓，不能平卧，下肢肿，食少，精神倦怠，尿少，舌质黯淡有齿痕及瘀斑，舌苔黄白而腻，脉细滑，心律绝对不齐，心尖部可闻双期杂音，心界向两侧扩大，可能及震颤，两肺底有湿性啰音，腹围91厘米，双下肢可凹陷性浮肿。心电图显示心房纤颤，心室率150次/分，X线检查肺血多，肺动脉段明显膨隆，心脏明显扩大呈烧瓶状，符合风心病心衰改变。

入院后继续服用地高辛及利尿药治疗，尿仍少。6月4日郭老看病人，辨证为心阳衰，心悸、水臌，心脉瘀阻。治以益气温阳活血利水之剂：党参24克，丹参30克，川芎12克，当归15克，豆豉15克，莪术15克，红花10克，泽泻15克，白术12克，茯苓25克，萆薢24克，车前草24克，二丑面3克（分冲）。

服上方20剂，病情逐渐好转，尿量增加，精神好转，食纳增，心率减，92次/分，腹围减小为82～85厘米，体重减3千克，皮肤紫黯变浅。继服上方，停用西药利尿剂。8月25日再诊病人，腹胀减轻，食纳增加，下肢肿消，精神较好，但下地活动多仍感心悸心气，有时头晕，大便干，舌质黯红，苔薄黄，脉结代而细。仍以益气活血，行气利水剂治之：党参18克，黄芪18克，柴胡12克，当归15克，赤芍18克，丹参18克，泽泻30克，茯苓24克，白术12克，三棱12克，莪术12克，桃仁

10克，红花10克，木通10克，大腹皮15克，酒军4.5克，桂枝12克。

上方加减服用，病情稳定，腹胀明显减轻，腹围缩小至77～78厘米，心悸气短明显减轻，食纳增，下肢不肿，腹水征（±），心律绝对不齐，心率68～75次/分，杂音同前，11月25日好转出院。

按：本例为风湿性心脏病，心衰Ⅲ度、心源性肝硬化病人。久病正虚邪实，心悸气短，不能平卧，腹胀如鼓，唇甲皮肤紫黯，舌质黯淡，有瘀斑，舌苔黄白而腻，脉细滑，下肢浮肿，心率快，证属心悸水臌、心阳虚衰，心脉瘀阻，治以益气温阳，活血利水。方中党参益气，丹参、川芎、红花养血活血，并加三棱、莪术等破血药加强活血之力，茯苓、泽泻、萆薢、车前子、二丑而利水消肿。本方攻补兼施，待病情好转后减用或停用西药利尿药，以中药继续巩固疗效，而获较好效果。

病态窦房结综合征

脉滋生于胃，滋始于肾。心主营，脾藏营，脾健则血生，脾虚则心血虚。心主血脉，脉为血末，贯通四肢百骸，营养全身脏腑肌肉。气为血帅，阳气旺盛则血脉正常运行，环流不息，若心脾肾阳虚，可出现心脉鼓动无力，运行涩迟，而见脉沉、迟、结。

病态窦房结综合征，以心率减慢者为多见，中医认为“迟寒、数热”，也有快慢兼有者，此数而无力也是虚象，其本均为虚寒。临床表现多心肾阳虚或心脾肾阳虚。其共同证候常有全身乏力，畏寒肢冷，头晕或有昏厥史等。畏寒肢冷、乏力均为阳虚之表现，头晕为血虚头晕，甚则发生昏厥。治疗一般常用益气温阳，养血复脉之剂。常用方有补中益气汤，益气升阳，其中升麻、柴胡有提升清阳，鼓动血脉，提高心率的作用。可合并四逆汤或通脉四逆汤以养血温阳通脉。也常加用少阴病之麻黄附子细辛汤温阳通脉提高心率。也可加用仙茅、仙灵脾、补骨脂等加强温肾阳之作用。另外在阳燥药中加一些阴药反佐之如枸杞子、女贞子、菟丝子等甘寒药，巴戟天也为补肾阳药中之阴药。

阴阳两虚者加养阴药如麦冬，重者加元参，一般不用生地（可减慢心率）。如快速心率失常发作频繁，也可用炙甘草汤合百合、生地适量。在养血活血药中，当归与丹参也常使心率减慢，应少用或不用。常用活血药如川芎、红花、桃仁、鸡血藤等。临床发现清热解毒药可使心率下降，如曾有一例患者，服牛黄解毒丸后心率有明显下降。心率过慢时也可临时用肉桂粉、丁桂香丸（丁香、桂心、檀香），一般 10 分钟后心率可上升。麻黄尽量少用或不用，以细辛、桂枝、干姜温肾阳提高心率效果更易巩固。

病例 1　张某，女，38 岁。

1975 年 8 月 22 日初诊。患者于 1975 年 2 月因外感发烧，体温达 38℃，一周以后有胸闷、心悸头晕，乏力，曾在某医院诊治，发现心动过缓，服用阿托品心率可达 50 次/分，平时波动在 36～45 次/分之间。阿托品试验，静脉注射阿托品 2 毫克，心率最高上至 56 次/分。近一月来病情加重，头晕欲倒，胸闷心慌，乏力畏冷，舌质淡，苔白腻，脉沉迟结代，心率 31 次/分，心律不整，心电图示：心率 30 次/分，窦性心律与结性心律交替或并行心律，偶发室性、房性及结性期前收缩。西医诊断：病毒性心肌炎，病态窦房结综合征。属心脾肾阳虚，治疗用益气温阳之剂，以补中益气汤合麻附细辛汤加减：党参25克，黄芪25克，升麻10克，柴胡6克，白术10克，鸡血藤12克，陈皮12克，干姜10克，川附片12克，麻黄10克，细辛3克，甘草6克。

上方服用5剂后心率较前增加，晨起床前可达40～50次/分，早餐后最高达70次/分。上方加减服用2个月心率一般维持在40～60次/分，结性心率减少，病人带药出院，门诊继续观察治疗。

按：本例心率缓慢达30次/分，心律不齐，头晕欲倒，舌质淡，脉迟结代，属心脾肾阳虚，治疗以党参、黄芪益气；升麻、柴胡提升清阳，鼓动血脉；麻黄、附子、细辛、干姜温阳通脉提高心率；陈皮、白术健脾：鸡血藤养血活血。此方加减服用两个月病情明显好转。

病例2 于某，男，44岁，干部。

1975年10月14日初诊：患者自1973年始，头晕、心慌，同时发现脉律不齐，心率40～48次/分，以后经常有昏倒史，心电图为窦性心动过缓，窦房阻滞，两周前作阿托品试验，心率最高达57次/分，某医院诊断为病态窦房结综合征。

现仍感头晕心慌，畏寒，下肢冷，心律不齐，心率慢，夜尿多，舌胖质淡苔薄白，脉沉弱迟代，心律不整有较长的停搏，心率46次/分，血压90/60毫米汞柱。证属脾肾阳虚。治疗以健脾温阳补肾复脉之剂：党参25克，黄芪25克，白术12克，升麻6克，柴胡10克，桂枝12克，巴戟天12克，菟丝子12克，金樱子12克，川附片10克，干姜6克，吴茱萸6克，陈皮12克，炙甘草10克。

11月14日二诊：服上药一个月，精神有好转，头晕减轻，心率较前有增加，未昏倒过，心率一般在50次/分以上，舌胖苔白，脉沉缓，停搏次数减少，心率66次/分，血压102/64毫米汞柱。仍宗上方加减：党参25克，生黄芪25克，白术12克，升麻6克，柴胡10克，陈皮12克，补骨脂15克，巴戟天10克，菟丝子15克，女贞子15克，桂枝12克，川附片12克，干姜10克，甘草6克。

12月2日三诊：精神好，头晕头痛基本消除，能坚持长时间讲话，心率一直在50次/分以上。检查：心率65次/分，舌质正常苔白，脉沉弦，血压110/70毫米汞柱。仍宗上法继服，巩固疗效。党参25克，生芪25克，白术12克，升麻6克，细辛3克（后下），葛根18克，柴胡12克，补骨脂18克，鸡血藤25克，干姜12克，川附片10克，菟丝子18克，巴戟天12克，桂枝15克，甘草10克。

按：本例患者有头晕头痛，经常昏倒，畏寒肢冷，心率慢，血压低，有较长的窦性停搏及窦房阻滞，舌质淡胖，脉迟结代，属脾肾阳虚，以补中益气汤、四逆汤、五子衍宗丸等加减化裁治疗两个月，头晕基本消失，心率均在50次/分以上，血压平稳。以后继续服药，巩固疗效，随访五年，病人一般情况好，已停服中药近三年，坚持正常工作，未再昏倒过。

高脂血症

高脂血症属于中医“痰湿”、“浊阻”范畴，与肝、脾、肾三脏有关。脾虚运化功能失常，或膏粱厚味实热郁结，痰湿内生体肥多湿。肝阴虚，肝阳上亢，木旺克土，脾胃蕴热，运化失司，热痰内生，或因肝郁不舒，肝气郁结，而使水谷精微不能正常输布。《素问·宝命全形论篇》曰："土得木而达"，《素问·经脉别论篇》曰："食气入胃……浊气归心，淫精于脉"，饮食入胃化生水谷之精微，厚浊部分归心入脉，营养五脏六腑、四肢百骸。精微之正常输布与肝之条达有着密切的关系，肝气条达，脾土健运。肾虚而致脾虚，运化失常，湿浊内生，久之阻塞经脉而引起胸痹心痛。如《金匮要略·胸痹心痛短气病脉证治》有"胸痹，不得卧，心痛彻背者，栝楼薤白半夏汤主之"，指出由痰浊阻络引起之胸痹心痛的治疗。

一、辨证施治

根据临床的不同表现，多采用利湿、化痰、清热、舒肝利胆、养阴补肾等法治疗。常用药物有：茯苓、泽泻、半夏、白术、陈皮、茵陈、金钱草、郁金、荷叶、双花、忍冬藤、黄芩、胡连、虎杖、柴胡、大黄、玉竹、沙参、何首乌、女贞子、枸杞子、黑芝麻、黑桑椹、仙灵脾、桑寄生等。

1. 清热利湿法　用于血脂高而有烦渴，发热尿少，腹胀浮肿，脉滑数，苔腻者。药用：银花12克，连翘10克，菊花12克，草决明15克，荷叶12克，泽泻12克，茯苓10克，忍冬藤15克。

2. 祛痰除湿法　用于血脂高，四肢倦怠，腹胀纳呆，咳嗽有痰，大便溏，脉滑苔腻者。药用：陈皮10克，半夏10克，竹茹10克，茯苓10克，甘草6克，胆星10克，杏仁10克，黄芩12克。

3. 清里通下法　用于血脂高而形体壮实，大便秘结，腹胀，脉有力，苔厚腻者，药用：大黄10克，枳壳10克，丝瓜络10克，黄芩10克，芒硝10克，茵陈10克。

4. 滋阴补肾法　用于血脂高，体倦乏力，腰酸腿软，年迈体弱，脉沉细，舌质红，苔薄者。药用：生地12克，沙参10克，五味子10克，菟丝子10克，何首乌10克，丹皮10克，泽泻10克、茯苓10克，黑芝麻10克，桑寄生12克。

二、临诊体会

1. 高脂血症，实证宜清宜泻，虚证宜滋宜补。实证病人体壮或胖肥，食纳佳，大便干或秘结，舌苔厚腻，脉弦有力，治疗除用汤药外可选用：①清脂1号，每片0.5克，每日3次，每次3～5片，饭前服，使大便保持溏薄。②大黄3～10克，煎水代茶饮。③决明子、荷叶各10克，泡水代茶饮。

虚证病人体瘦纳呆，腰酸肢冷，烦热，脉细数，苔薄白。除用汤剂外可选用：①清脂2号，每片0.5克，每日3次，每次3～5片。②首乌粉，每次1.5克，日服3次。③黑芝麻、何首乌等量研末，每日3次，每次6～10克，蜂蜜水送下，用于高血脂，肾虚津液不足，大便偏干病人。

2. 高脂血症常与其他病症同时发生，如合并胸痹、中风、消渴等，则应同时顾及诸症。

三、病例

马某，男，72岁，退休职工。

1978年11月27日初诊：六年来左手麻木，头痛头胀，烦热胸闷，大便偏干，血脂偏高，总胆固醇265毫克%，甘油三酯170毫克%，β脂蛋白比浊850毫克%，脉弦细，舌质略黯，苔薄。此乃湿热内蕴，治以清理湿热：葛根20克，川芎12克，菊花15克，生地15克，丹参12克，泽泻15克，草决明20克，陈皮10克，茯苓15克，忍冬藤20克，全瓜蒌30克。

12月29日二诊：前方服30剂，大便得通，日1～2行，稍稀，头痛、胸闷、烦热等症好转，仍有左手麻木，脉弦细，苔薄。仍宗前法，方去生地，加络石藤15克，鸡血藤15克。

1979年1月20日三诊：手麻好转，诸症亦减轻，复查血脂总胆固醇200毫克%，甘油三脂145毫克%，β脂蛋白比浊760毫克%，脉舌同前，继服清脂1号片，以巩固疗效。

支 气 管 炎

咳嗽是支气管炎的主要症状。《证治准绳》说："咳谓无痰而有声，肺气伤而不清也；嗽而无声而有痰，脾湿动为痰也；咳嗽是有痰且有声"。咳嗽主要影响脾、肺，病久及肾。明代王肯堂称之为"肺为气之主，肾为气之本"，当肾虚不能收气归元，则气奔逆而上发为咳嗽，所以咳嗽的治疗，当宜分清脏腑、标本、轻重缓急。

急性支气管炎

一、辨证施治

1. 风热　外感风热犯肺，肺气不宣。病人有发热咳嗽，发热多恶寒少，咳痰粘稠，口渴面红，脉浮数，苔黄腻。治宜宣肺解表，用桑菊饮合止嗽散加减：桑叶10克，菊花10克，杏仁10克，桔梗10克，陈皮10克，紫菀10克，前胡10克，银花10克。

如痰黄而粘加瓜蒌30克，黄芩10克。

如发热重，口渴面赤，出气粗或喘时宜用清燥救肺汤加减：桑叶10克，杏仁10克，生石膏30克，炙甘草10克，黄芩10克，瓜蒌15克。

2. 风寒　外感风寒犯肺，病人恶寒多发热少，身痛乏力，面白咳嗽，痰白或白粘，脉浮紧，苔白。治宜祛风解表，宣肺止咳，杏苏散加减：杏仁10克，苏叶10克，前胡10克，桔梗10克，茯苓12克，荆芥10克，甘草10克，陈皮10克，半夏10克。

病人年迈体弱，发热不重者可用参苏饮扶正祛邪：党参10克，沙参12克，葛根12克，前胡10克，姜半夏10克，茯苓12克，陈皮10克，桔梗10克，生姜10克，苏叶10克。

头痛重者加川芎12克，咳嗽重加枇杷叶10克，杏仁10克。

病人外感风寒发热咳嗽而喘重者用三拗汤加减：炙麻黄6~10克，杏仁10克，甘草10克，陈皮10克，半夏10克，前胡10克。用此方需注意病人体质，不宜过汗。

二、临诊体会

1. 急性气管炎病人发热不明显，外感症状不重而咳嗽一般痰量不多时可用止咳化痰的止嗽散加减：荆芥10克，桔梗10克，白前10克，冬花10克，百部12克，沙参12克，甘草10克，枇杷叶10克。痰偏黄、口渴或脉数宜加银花12克，连翘12克，黄芩10克。有喘加麻黄3克。大便偏干加全瓜蒌30克。

2. 治疗急性气管炎的方药也可用于慢性气管炎急性发作，但由于这种病人体质较弱，故不宜过表，要适可而止。如表证轻则尽量不用解表药。因表解腠理松，过度发散会使表虚，气管炎易复发。所以这种解表应该“衰其半而止”不用大剂、重剂，另外这类病人易外感，解表药不能久服，久服不仅无益，有时反而有害，会降低治疗效果。

3. 急性气管炎表证已解，但余热不清，咳嗽口渴，食欲不振者需要进行善后调理，一般可用麦门冬汤加减：沙参12克，麦冬10克，陈皮10克，半夏10克，大枣10克，杏仁10克，冬花10克。

病人肺胃热盛，口渴心烦时用竹叶石膏汤加减：淡竹叶10克，生石膏20克，沙参10克，陈皮10克，半夏10克，甘草10克，大枣10克。

慢性支气管炎

慢性支气管炎多属肺、脾、肾三脏虚损，脾虚运化失权，水湿内停，痰湿蕴积；肾虚肾不纳气而作喘；肺虚易受外邪侵袭而诱发急性发作，因此慢性支气管炎病情多变，虚实夹杂。

一、辨证施治

1. 脾咳　这种病人咳嗽多痰，痰白色泡沫状，伴有腹胀纳呆，大便溏，脉滑苔腻。治以健脾和胃，止咳化痰。六君子汤加减：党参12克，沙参12克，陈皮10克，半夏10克，甘草10克，茯苓12克。痰偏黄者加黄芩12克；大便不溏，可加瓜蒌20克；痰多可将梨一个挖去中间核，放入贝母粉2克，隔水蒸15～20分钟，服下；大便溏薄、腹胀重者可加保和丸15克同煎。

2. 阴虚咳嗽　多为肺阴不足，病人干咳吐痰不爽，发低热、盗汗，舌红口干心烦。脉细数，苔薄。治宜养阴清肺。养阴清肺汤加减：沙参12克，玄参12克，麦冬10克，天冬10克，杭芍12克，丹皮10克，贝母粉1克（分冲），杏仁10克，百部12克，百合10克。如大便偏干加生地12克，全瓜蒌20克；痰粘不易吐出加远志10克。

3. 肾虚喘咳　咳嗽气短甚则作喘，痰不多，腰酸腰痛，遗精阳痿或月经失调，夜尿频，咳嗽无力，脉沉细或细弱，苔薄，治宜温肾纳气，金匮肾气丸加减：炮附片10克，肉桂6克，山萸10克，山药12克，丹皮10克，茯苓10克，泽泻12克，牛膝10克，补骨脂12克。

二、临诊体会

1. 慢性支气管炎急性发作时的处理见急性支气管炎。但需注意“衰其半而止”及“扶正祛邪”二项原则。

2. 慢性气管炎病人的发作，有时与气候有关，要注意预防为主。预防复发可服河车大造丸，每日3次，每服1丸，或用固本丸（黄芪、防风等），每日3次，每次3片。

3. 慢性支气管炎并发肺气肿，缺氧紫绀，舌质黯红时宜加丹参、川芎、当归、红花等活血化瘀药物。

支气管哮喘

支气管哮喘属于中医“喘促”、“上气”、“喘息”、“喘”等范畴。《素问·大奇论》说“肺之雍，喘而两胠满。”《灵枢·五阅五使》谓：“故肺病者，喘息鼻胀”。“哮”与“喘”有所不同。《医学入门》指出“呼吸气促者谓之喘，喉中有声者谓之哮”，这种响声中医称之为水鸡声。但临床上哮喘二症常见于同一个病人，不易区分，可通称为哮喘。

哮喘病理主要在肺。《素问·至真要大论》说“诸气膹郁，皆属于肺”。由于外邪侵袭，痰浊内阻而使肺气不利，阻遏气道，气上喘逆，喘息不止。素体肾虚，或病久肺肾两虚，则肾不纳气而发哮喘，或使原有哮喘加剧。故哮喘一证由于外邪、痰浊、外伤、肺虚、肾虚、脾虚等互相影响，互为因果，而使临床表现复杂多变，辨证治疗时不可拘泥于一方一药，要根据病情变化，抓住各个阶段的主要矛盾。对证下药，才能收效。

一、辨证施治

1．痰浊内阻　素体多痰或脾失健运，水湿停滞化痰，或偏食肥甘生痰之品均可使痰浊内阻，气机失宜，清气不升，浊气不降，肺气上逆夹痰而发哮喘，《医学正传》称之“痰火内郁”，治疗以“痰者，除痰化气为主”。病人痰多白粘，胸满腹胀，纳呆便溏，困倦乏力，脉滑苔白腻。治宜理气化痰，平喘止咳。二陈汤加减：陈皮10克，半夏10克，茯苓12克，甘草10克，竹叶10克，苡米12克。如果痰多黄粘加胆南星12克，黄连6克；胸闷腹胀重加枳壳10克，厚朴10克；腹胀嗳气，纳呆加保和丸；喘重可酌加炙麻黄3～6克。

2．寒喘　《张氏医通》说“哮证多属寒包热邪，所以遇寒则发，喉中水鸡声”。哮喘遇寒发作或加重，易感外邪时有恶寒身痛无汗，肢冷喜热饮，痰白粘，脉浮数，舌苔薄白。治宜温肺定喘解表。射干麻黄汤、小青龙汤加减：射干10克，炙麻黄6～10克，杭芍12克，细辛6克，干姜10克，炙甘草10克，桂枝10克，五味子10克，陈皮10克，半夏10克。如果痰多加杏仁10克，冬花10克。

3. 热喘　哮喘遇热而发或加重，易感风热，发热汗出，痰黄粘，喜冷饮，烦躁，脉滑数苔黄腻。治宜宣肺定喘。麻杏石甘汤加减：炙麻黄6～10克，杏仁10克，生石膏15克，甘草10克，桔梗10克，黄芩10克，银花12克，连翘12克。如果痰多加前胡10克，瓜蒌15克。

4. 肾虚　动则气喘，腰酸腰痛，遗精阳痿或月经失调，肢冷乏力，脉沉细，苔白。治宜温肾纳气。二仙汤加减：仙茅15克，仙灵脾15克，补骨脂12克，当归12克，牛膝12克，泽泻10克，五味子10克。如果肾阳虚重加肉桂6克，炮附片10克；气短乏力明显加党参12克或黄芪15克。

5. 肺气虚　气短乏力，汗出多，易受外邪侵袭引起哮喘发作，脉细数，苔白。治宜益气固表。玉屏风散合桂枝汤加减：黄芪12克，防风10克，桂枝10克，杭芍12克，甘草10克，白术10克。

二、临诊体会

1. 过敏性哮喘，遇花粉、灰尘或食鱼虾而发者可用验方冬龙汤。冬虫夏草10克，广地龙12克，蝉蜕10克，防风10克，连翘12克，银花12克。

2. 年老体弱肾虚作喘或过敏哮喘可酌用蛤蚧人参酒（蛤蚧一对，人参30克，白酒500克，浸泡30天后即可服用），每次10毫升，每日2次。

3. 哮喘痰粘稠不易咳出可用三子养亲汤。

4. 年老体弱，心率快，血压高的哮喘病人慎用麻黄。

5. 哮喘久治不愈者可试用大剂清热解毒合活血化

瘀药物，清热活血汤：银花12克，连翘12克，半枝莲12克，半边莲12克，白花蛇舌草12克，当归12克，丹参12克，红花12克，或用冠心Ⅱ号注射液静脉点滴。

6. 久病哮喘者虚中夹实（兼有外感、痰浊）时可每天服二剂药。如早上、上午服解表药祛痰药，下午、晚上服补肾健脾药。

7. 哮喘发作间歇期可服用河车大造丸，每日2～3次，每次1丸；或用固本（片），每日3次，每次3～5片，对预防哮喘发作有一定作用。

三、病例

1. 车某，男，53岁，干部，病历号16591。

1978年9月23日入院，咳喘、吐白痰、不能平卧二天。

患者于1976年、1977年两次出现咳喘，持续约一个月，经用抗生素、氨茶碱等药物治疗缓解。

本次于二天前又开始咳喘不能平卧，烦躁咽痛口渴，咯白痰，用氨茶碱等药物不能缓解而来就诊。

入院检查：体温36.4℃，脉搏120/分，呼吸24/分，血压104/70毫米汞柱，急性痛苦病容，呼吸困难呈端坐呼吸，口唇轻度紫绀，咽红，扁桃体Ⅰ度大小，未见脓性分泌物，胸廓对称呈桶状，语颤两侧相等，叩清音，两肺满布哮鸣音，两肺底可闻少量湿性啰音，心界不扩大，心音低钝，心律齐，心率120次/分，未闻杂音，$P_2 > A_2$，腹（－），下肢不肿，舌红，脉弦滑。

化验检查：白细胞21000/立方毫米，中性88%，淋巴12%；X检查：两肺纹理增粗，未见实质病变，呈肺气肿。西医诊断：喘息性支气管炎合并感染，肺气肿。中医诊断：咳喘（痰热壅肺）。治疗以清热化痰，宣肺定喘。用麻杏石甘汤加味：炙麻黄3克，杏仁10克，生石膏30克，甘草6克，黄芩12克，双花25克，桑白皮15克，百部12克，桔梗6克，川贝粉3克（冲），地丁30克，败酱草30克，鱼腥草30克，莱菔子12克。

以上方加减服用，咳、喘逐渐减轻，痰少，住院一周已不喘，白细胞降至正常，偶有憋气。继服上方巩固疗效，咳除喘平，一般情况好，住院二周出院。

按：此例为痰热哮喘，治以麻杏石甘汤宣肺定喘，郭老认为加桑白皮开肺气，桔梗宣肺，贝母化痰止咳，百部清热养阴，地丁、败酱草、鱼腥草清热消炎，用于喘息性支气管炎白细胞偏高者效果较好，本例经治疗一周后即控制病情。

2. 赵某，女，23岁，服务员，病历号137955。

1965年5月7日初诊：喘咳四年，加重半月。

患者自1960年始出汗受风后有发热、咳喘，几个月才愈。以后每年均有咳喘发作，夏季较重，冬季减轻，曾住某医院用过氨茶碱、激素治疗。今年4月10日，因劳累后又发作哮喘，用氨茶碱可减轻，以后病情渐加重。近四日来哮喘发作呈持续状态，不能平卧，静脉注射氨茶碱后头晕、恶心，且缓解不明显而送来我院就诊治疗。

现咳喘不能平卧，心悸、头晕、咳嗽，吐白粘痰，量不多，纳差，腹满，小便短赤，大便稀。体温37.2℃，呼吸28次/分，半坐位，呼吸急促，喘声连连，舌质微红，舌苔白腻，脉细稍数，两肺满布哮鸣音，心率104/分；白细胞12500/立方毫米，中性64%，淋巴28%；西医诊断：支气管哮喘、肺气肿；中医辨证：哮喘。

治疗以宣肺定喘，清热化痰。药用：厚朴10克，麻黄6克，细辛5克，生姜10克，半夏12克，生石膏30克，瓜蒌皮12克，葶苈子6克，黄芩10克，杏仁12克，五味子10克，生桑白皮12克。

5月17日二诊：哮喘发作较前减轻，咳嗽痰稀易咳出，面红，头晕，出汗，舌质微红白苔，脉细滑数，两肺仍有哮鸣音。药用：麻黄10克，生石膏30克，甘草6克，杏仁12克，生桑白皮15克，地骨皮15克，黄芩6克，薄荷5克。

5月22日三诊：进前方三剂后，哮喘即基本停止发作，尚咳嗽白痰。21日又因外感发烧，但未发哮喘。郭老给予加用清热解毒中药治疗（体温是38℃）：麻黄6克，杏仁10克，生石膏25克，甘草6克，黄芩10克，百部12克，前胡10克，白前10克，大青叶12克，双花20克，薄荷3克（后下），鲜芦根18克。进上方二剂咳大减，未喘，体温正常，尚感恶心乏力，不欲食，口干，睡眠二便好，脉细滑，舌苔白，继服上方。

5月27日四诊：咳喘除精神好，食量增加，只微感恶心，二便正常，有时腹痛，两肺未闻哮鸣音及干湿啰音，心律齐，心率82次/分，脉细滑，舌苔薄白。再予下方调理之：

党参12克，陈皮10克，半夏12克，茯苓12克，甘草6克，枳壳6克，藿香6克，神曲12克，生姜10克，大枣12克，白术10克，檀香5克。

按：本例哮喘5年，此次发作一月余。哮喘治法为“发时治肺，平时治肾”，张景岳谓“实喘者有邪”。故先治标以宣肺定喘，清热化痰。麻杏石甘汤加减：麻黄、石膏、杏仁、五味子宣肺定喘，瓜蒌、桑白皮、黄芩清热痰，葶苈子清肺热，生姜、半夏和胃化痰，病人病程久且痰为白粘痰，加细辛反佐以防清热太过。

肺　　炎

肺炎属于中医外感风寒或风热犯肺“咳喘”、“肺胀”等病的范畴。

一、辨证施治

1. 风寒犯肺　病起恶寒重或寒战，无汗，头痛，骨节酸痛，咳嗽、胸痛、喘息，舌苔薄白脉浮紧，为外感风寒病邪入肺，肺气不宣则咳喘，寒邪化热则发烧，《素问·至真要大论》曰：“诸禁鼓栗……皆属于火”。寒战之后必出现发热，热灼津液而成痰，痰结胸中，气机不畅而胸痛。治疗宜辛温解表，宣肺散寒，方可用参苏饮化裁，此方不令大汗只见微汗以达到解表散寒之功，喘重加麻黄如三拗汤（麻黄、杏仁、甘草），也可令微汗出，同时有较好的定喘作用。方药：荆芥6克，杏仁10克，苏叶6克（后下），黄芩12克，川贝10克，板蓝根15克，牛蒡子10克，双花12克，败酱草30克，甘草6克。

2. 风热犯肺　微恶寒高热，汗出，面赤，喘咳，口渴，舌红苔黄，脉浮数或洪大，属外感风热犯肺。《温热经纬》曰：“风温为病，春月与冬季居多，或恶风，或不恶风，必身热，咳嗽，烦渴”。风热犯肺之主证为发热，咳嗽，烦渴，痰粘稠不易咳出。治疗多用银翘散合麻杏石甘汤加减化裁（甘草一般不超过麻黄用量，否则减轻麻黄发汗平喘之作用）。方药：麻黄5克，杏仁10克，黄芩15克，生石膏30克，双花10克，连翘10克，鱼腥草30克，苏子6克，沙参12克，川贝10克，甘草3克。

面赤，壮热口渴，便秘，病到阳明可加用白虎汤清热养阴。方药：麻黄4克，杏仁10克，黄芩12克，生石膏30克，沙参12克，知母15克，双花12克，连翘10克，公英30克，川贝10克，甘草3克。

热盛加用安宫牛黄丸，高热便秘也可加用紫雪丹，痰多加用蛇胆陈皮末。

如精神萎靡，反无热或低热，四肢厥冷，汗出，脉细或微欲绝，属阳虚欲脱之危证，治疗宜回阳固脱，可用参附汤或四逆汤。方药：党参12克，黄芪30克，附片6克，干姜6克，麦冬10克，五味子10克，山萸肉20克，甘草6克。

如咳嗽减轻，外感已解，余热未尽，可用竹叶石膏汤、麦门冬汤，养阴清热。方药：沙参12克，杏仁10克，麦冬10克，竹叶6克，黄芩10克，双花10克，川贝10克，佩兰6克，甘草3克。

病后恶心，腹胀，食欲欠佳，可用温胆汤加减善后调理。方药：茯苓10克，陈皮10克，半夏10克，竹茹6克，枳壳6克，生姜6克，玫瑰花10克，炒麦芽、谷芽各10克。

二、病例

窦某，男，22岁。

1978年4月7日初诊：患者一周前因出汗受凉后感周身不适，次日始寒战高烧，咳嗽，胸痛，体温39.5℃，在卫生院用氨基比林及中药治疗未愈。近几天胸痛憋气，咳嗽加重，体温不退，现体温38.4℃，咳嗽频繁，痰少粘稠，胸痛气喘，口干尿黄，舌淡红苔稍黄，脉数。胸透为左肺下部有炎症，少量胸腔积液，右肺代偿性肺气肿。白细胞27900/立方毫米，中性81%，淋巴16%，嗜酸1%，单核2%。西医诊断为大叶性肺炎，右肺代偿性肺气肿。郭老认为属肺热咳嗽，治疗宜养阴清热，宣肺止咳。北沙参12克，元参15克，麻黄6克，生石膏30克，枇杷叶10克，杏仁10克，百部12克，紫菀12克，前胡10克，陈皮12克，黄芩12克，地骨皮15克，瓜蒌皮15克。

4月14日二诊：尚有低热，37℃～37.4℃，呛咳，口干咽痛，胸痛，舌质黯红，脉细数。治疗以养阴润燥，清肺止咳之剂。北沙参15克，枇杷叶12克，炙麻黄3克，杏仁10克，黑芝麻10克，紫菀12克，百部12克，生石膏18克，元参15克，桔梗6克，芦根18克，甘草3克，川贝粉1克（分冲）。

4月21日三诊：体温正常，仍有干咳，痰少，舌红苔少微黄，脉略数，仍宗上方去桔梗、甘草，加柴胡12克，马齿苋12克，马尾连12克。

4月28日四诊：咳嗽除，复查胸透肺炎已吸收，血象正常，一般情况好，明日出院。

按：本例为大叶性肺炎。症见发热咳嗽，胸痛憋气，口干，痰粘稠不易咳出，舌质红，苔薄黄，脉数。属肺热咳喘，以麻杏石甘汤加养阴清肺止咳之剂而治愈。

肺源性心脏病

慢性肺源性心脏病，在祖国医学中属于“咳喘”、

“痰饮”、“心悸”、“水肿”等范畴。

一、病因病机

肺主表，外合皮毛。风、寒、暑、湿、燥、火时邪疫气，侵犯人体均可犯肺而引起咳喘。不但外因可以伤肺，而且五脏六腑皆令人咳，非独肺也。说明咳喘有外因、内因两大类。五脏六腑有病皆可影响肺脏。《诸病源候论》中讲:“肺主于气，邪乘于肺，则肺胀，胀则肺管不利，不利则气道涩，故气上喘逆，鸣息不通”。又说“肺感于寒，微者则成咳嗽。久咳逆气，虚则邪乘于气逆奔上也。肺气虚极，邪则停心，时动时作，故发则气奔逆乘心，烦闷欲绝，少时乃定，定后复发，连滞经久也。”说明久患咳喘肺气渐虚，肺气虚极，邪则停心，首先影响到心脏。心主血脉，肺主一身之气，肺朝百脉，气行则血行，今肺气已虚极，必导致血脉瘀阻，出现心气虚，心血不足，心悸、气短、紫绀等。此证已由气分波及到血分，病情已到了相当严重的程度。人为整体，五脏之气相干，由于肺及心的严重病变，其他脏腑的功能也受到影响，必然形成全身性的气虚血瘀功能衰竭。如肺虚能引起脾阳虚，脾虚则气不化精，运化失司而生痰。肺为贮痰之器，脾为生痰之源，互为因果咳喘越来越重。肺虚久之也影响到肾气虚，肾虚则不纳气，动则气喘，加之脾虚不能制水，肾之开关不利，必造成水湿泛滥而发生水肿。甚则痰迷心窍，血脉瘀阻，四肢厥逆。肝失气血所养，也可生风，则发生躁动抽搐，最后可因气阴两虚，气滞血瘀，阴阳离绝而死亡。

二、辨证施治

咳喘初起病位在肺，病在气分，到了肺心病阶段，已深入到血分，成为全身性疾病，因此临床表现除有肺的症状如咳、喘、痰三大症之外，并有心、脾、肾等其他脏腑的症状，如心悸、气短、紫绀、纳差、腹胀、浮肿、尿少等症状；甚则痰迷心窍出现昏迷，或引起肝风内动。临床表现多为本虚标实。其实质虽为本虚，但在急性发作期，往往是新感引动伏邪，促使病情严重发展。伏邪在内，人体又极虚，抵抗外邪之力很弱，感染不易控制，外邪不易祛除，因此这是一个很困难而又很重要的环节。此时的治疗应以治标为主，给以足量的清热解毒之剂，同时给予扶正以助祛邪，如益气养血之品。在缓解期主要以扶正为主，如益气健脾补肾，养血活血化瘀，以改善机体的功能，增强抵抗力，防止复发。因此在治疗中应随其轻重、缓急、标本、主次辨证施治。

1. 新感引动伏邪　凡外感无论风寒或风热，均首先犯肺。若肺内原有伏邪，则痰热相搏病情加重。

（1）风热犯肺：较多见，表现发热，汗出，咳喘，吐黄痰、痰不易出，舌质黯红，苔黄腻。咳、痰、喘均有，两肺哮鸣音多。可采用麻杏石甘汤加清热解毒药佐益气活血之品较好。麻黄3~5克，杏仁10~12克，生石膏30克，双花12~15克，连翘12~15克，黄芩12~15克，栀子10~12克，甘草6~10克。

若不喘或喘息很轻，以感染为主者，则不用麻黄，重用清热解毒药，佐以活血药物治疗：葶苈子10~15克，苏子10~15克，杏仁10~15克，黄芩12~15克，连翘12~15克，蒲公英30克，地丁30克，白花蛇舌草20~30克，甘草6克。

感染严重者重用清热解毒药如：双花、连翘、公英、地丁、黄芩、黄连、黄柏、鱼腥草、败酱草、白花蛇舌草、半边莲等，在应用时我们经常分成“若干组”，一组不效，或已用3~5天者应换一组。

瘀血较明显者加用：丹参、当归、红花、桃仁等。

痰浊重者加用：前胡、瓜蒌、贝母、天竺黄。

气虚明显者加：黄芪。

阴虚明显者加：南沙参、麦冬、元参、玉竹、芦根、知母等。

病重而急者，我们有时用“清肺注射液Ⅰ号”（黄芩、栀子、大黄）或“Ⅱ号”（Ⅰ号加党参、川芎）10毫升加入5%葡萄糖液中静脉滴注，每日1次，用7天为一疗程。

（2）风寒犯肺：恶寒多发热少，白稀痰，咳喘，脉滑，苔白腻者宜益气散寒，止咳平喘。党参12克，桂枝10克，细辛3~6克，干姜3~6克，麻黄3~10克，白芍10克，五味子10克，生石膏15~25克，甘草6~10克，冬花10克。

如果末梢血象白细胞不高者，以病毒感染为主，（当混合感染时白细胞总数也可高）治疗多用参苏饮加甘寒药，如牛蒡子、板蓝根都有一定作用，尤以牛蒡子效果较好。方用：荆芥3~10克，苏叶3~6克，牛蒡子10~12克，杏仁10~12克，板蓝根20~30克，丹参15~20克，鱼腥草30克，败酱草30克，甘草6~10克。

气虚重者加人参、黄芪。痰重者加半夏、茯苓、橘红、南星。

（3）阴虚津液短、重症感染之后，有口干舌燥，口渴舌红少津，痰少或痰粘稠不易咳出，大便干结等。是由肺气虚损，火邪伤阴所致的虚燥，宜滋润，常用滋阴清热佐以益气之剂，如麦门冬汤、竹叶石膏汤、人参白虎汤等：南沙参12～15克，麦冬10～12克，桑白皮10～12克，地骨皮10～12克，生石膏15～30克，杏仁10～12克，枇杷叶10～12克，竹叶6～10克，甘草6克。

气虚加人参。血瘀明显者加丹参、当归、红花、桃仁等。

(4) 胃气败者：重度感染之后，精神软弱，纳差，苔厚腻，胃气败，多用温胆汤加保和丸，如舌质红，恶心，纳差为胃有虚热，则酌加枇杷叶及玉竹。党参10～15克，茯苓10～15克，半夏10～12克，陈皮10～12克，杏仁10～12克，枇杷叶10～12克，佩兰10～12克，竹茹6～10克，玫瑰花6～12克，炒麦稻芽各10克。

2. 咳嗽兼脾肾阳虚　喘息咳嗽、气短，活动后气短加重，腹胀纳差，腰酸腿软，或有轻度浮肿，宜肺肾同治。开肺气药如麻杏石甘汤；健脾补肾药物如六君子汤、二仙汤、五子衍宗之类，也可酌加温肾阳药如肉桂、补骨脂等。有时我们采用一日服二付中药方法，上午服开肺定喘药，下午服补肾健脾药，效果较好。

(1) 麻黄3～6克，杏仁10～12克，川贝10～12克，生石膏15～30克，瓜蒌15～20克，桑白皮10～12克，地骨皮10～12克，紫菀10～15克，苏子10～12克。

(2) 党参15～20克，白术10～12克，茯苓10～15克，陈皮10～12克，当归10～12克，半夏10～12克，女贞子12～15克，枸杞子12～15克，肉桂3～6克，补骨脂10～12克。

以上二方每日各一剂。

3. 咳喘兼心脾肾阳虚　除上述症状外，心阳虚的症状较突出，如心悸、气短、紫绀、心率快、浮肿、肝大甚则产生腹水。多用苓桂术甘汤加真武汤，另加人参、北五加皮及活血药。如肿甚宜加重利水药的应用如萆薢、泽泻、猪苓、二丑等。若感染未除，痰浊不易咳出，可同时应用清热解毒药物。党参20~30克，桂枝10~20克，白术10~15克，茯苓10~15克，杏仁10~12克，附片3~10克，当归10~15克，生姜6克，萆薢10~12克，车前草10克，北五加皮3~6克。

气虚重者加人参、黄芪。喘重者加麻黄、葶苈子、苏子。

4. 痰迷心窍　为正虚邪实，主要以痰湿为主，内闭外脱，甚则肝气郁结，肝风内动，临床表现有嗜睡、昏迷，精神异常以至抽搐。治宜化痰开窍法为主，如导痰汤、苏合香丸、安宫牛黄丸之类：杏仁10~12克，半夏10~12克，茯苓10~15克，南星10~12克，菖蒲10~15克，远志10~12克，郁金10~12克，厚朴6~10克，莲子心6~10克，黄芩10~12克，蒲公英20~30克，地丁20~30克。

安宫牛黄丸半丸至一丸，日服2次。

也可用清开灵4~10毫升加入5%葡萄糖液500毫升中静脉滴注。每日1次。

5. 阴阳俱虚、阳脱　临床表现手足冷，出汗，面色苍白，血压下降。治疗宜重用生脉散、人参、四逆汤等，感染重者加重清热解毒药，并加补肾药如山萸肉、枳实等。人参3~15克，麦冬10~12克，五味子10~12克，附片6~10克，干姜6~10克，当归6~10克，枸杞子10~15克，女贞子10~15克，仙灵脾10~15克，山萸肉15~20克。

6. 肺脾肾虚　为肺心病缓解期，喘咳减轻但活动后气短、腰酸无力，食少倦怠，多汗，易外感。此期应扶正培本，预防发作。常用六君子汤、玉屏风散加补肾药如紫河车、补骨脂及五子衍宗等类药物。党参10~15

克，黄芪15～30克，白术10～15克，南沙参10～15克，防风10克，丹参12～20克，当归10～12克，紫河车1.5克（冲服），仙灵脾10～12克，补骨脂10～12克。

三、临诊体会

1. 肺心病的感染是较难控制的，使用清热解毒中药，一是要量足，二是选择较有效的药物分成几组，一组药用一段时间，效果不理想即应更换另一组，这样可提高疗效。如公英和地丁，往往比双花、连翘效果好。白花蛇舌草、半枝莲、半边莲等我们也常用于肺心病感染，有时取得较好的效果。若同时并用活血化瘀药能增强清热解毒药物的功效。而当归、川芎、丹参等药本身也有抗感染作用。在服药方法上也不能按常规方法，每日一剂分二次服，重症感染应一日二剂中药，分4～6次服，效果较好。对气虚明显病人加用扶正之品，增强人体抵抗力，有助祛邪，促进恢复。

2. 关于麻黄的应用问题：麻黄是有效的止咳平喘药物。如中医的麻杏石甘汤、厚朴麻黄汤、射干麻黄汤、小青龙汤、定喘汤等，都是治咳喘的有效方剂，方中都有麻黄，一般用量为3～10克。用量多少应根据病情恰当应用，能少用就不多用，能短期用就不长期用。长期服用麻黄，一是哮喘再发时，应用麻黄效果就不如以前好了；另外麻黄可使心率增快，对肺心病人不利。如病人喘咳重而心率快，需要用麻黄时，我们认为也可以用苏子、葶苈子代替，有一定效果。使用麻黄，当病人喘减轻以后，也可以用苏子、葶苈子代替麻黄应用。

3. 肺心病的肺肾同治法则：肺心病人，常同时有肺肾两虚，在临床实践中将宣肺止咳定喘方与益气活血补肾方同用，标本兼治，扶正祛邪，收到较好效果。

4. 治疗肺心病的中药制剂的改进问题：肺心病虽是个慢性病，在急性发作时又是个急症重症，按常规办法每日一付汤药，有时难于控制病情。近几年来我们采用分组加量多次服用及改进剂型从静脉途径给药，有时收到较好效果。

病例

1. 张某，男，47岁，干部。

1975年10月15日初诊：咳喘12年。于1963年后咳喘逐年加重，1969年因敌敌畏气味刺激病情恶化，在某医院住院诊断为慢性喘息性气管炎、肺气肿、肺心病。本次咳喘加重一周而来诊。症见：咳喘，不能平卧，痰白而粘不易咳出，唇舌青紫，苔黄白，两肺布满哮鸣音及水泡音，脉细数，经常用哮喘气雾剂才能缓解片刻。中医诊断为喘咳兼夹外感风寒，宜益气散寒，止咳平喘之法治之。方用：党参18克，桂枝10克，细辛3克，干姜6克，麻黄5克，白芍12克，五味子6克，瓜蒌12克，白果10克，桑白皮12克，款冬花10克，紫菀12克，生石膏20克，甘草6克。

10月30日二诊：上方服用12剂后，咳喘明显减轻，外感已除，精神见好，已不用哮喘气雾剂了，但痰粘不易咳出，舌质淡红，苔黄，脉细滑。在前方中加地骨皮10克，继服。

11月11日三诊：近又外感，畏寒，脊背发凉，咳嗽流涕，白色泡沫痰，晨起脓痰不易咳出，喘轻，唇略黯，舌质黯红，苔薄白，脉细数。用益气散寒、止咳化痰法：党参18克，桂枝12克，麻黄6克，杏仁10克，细辛3克，干姜6克，桑白皮15克，地骨皮10克，贝母10克，瓜蒌皮10克，甘草10克。

1976年1月7日四诊：喘息已止，两肺哮鸣音消失，咳嗽及痰量均减少，有一个月未感冒，体力有明显增强，可以散步活动，舌质略黯，苔薄白，脉细，酌加补肾之药：党参10克，桂枝12克，赤芍20克，麻黄2克，干姜10克，桃仁10克，款冬花10克，白果10克，葶苈子10克，苏木10克，川芎12克，补骨脂10克，巴戟天10克。

2月4日五诊：上方服20剂，未感冒，咳痰均减轻，喘未发作，体力逐渐增强，饮食睡眠均好转，坚持每天跑步长达二千米。用益气温阳活血滋肾法继服治之：党参20克，桂枝12克，赤芍20克，苏木15克，丹参20克，干姜6克，川芎12克，玉竹20克，元参12克，葶苈子10克，补骨脂15克，巴戟天12克，女贞子15克。

4月13日六诊：服上方40余剂，精力体力均较好，很少咳嗽，每天长跑三千米，恢复正常工作。

按：本例咳喘为慢性喘息性气管炎、肺气肿、肺心病，痰多喘重不得平卧，邪实正虚，易外感，发病时兼夹风寒，故以益气散寒为本、止咳平喘为标，标本兼治，收到增强体质、平喘止咳之功效。卫气固，外感亦少，再佐以活血补肾之品，调理善后，巩固疗效，配合适当的体力锻炼，终使病人得以恢复正常工作。

2. 曹某，女，57岁，病历号51527。

因咳喘16年，病情加重伴心慌、尿少，面部下肢水肿7天，于1978年10月4日入院。

病史：15年前始咳喘，逐年加重，入院前4年咳喘伴心慌气短，下肢水肿，诊断为慢性气管炎、肺气肿、肺心病。此后间断服利尿药。1977年病情再度加重，意识障碍，诊断为“肺性脑病”。入院检查：二氧化碳结合力50.5%体积，二氧化碳分压60毫米汞柱，氧分压 40 毫米汞柱，pH 值 7.32，氧饱和度 69.5%；末梢血相检查白细胞总数 12800/立方毫米，中性 83%，淋巴 16%，单核 1%，血红蛋白 17.1%，血小板 12 万/立方毫米，咽充血，口唇指甲紫绀，肺部叩诊过清音，两肺中下部中小水泡音及散在喘鸣，心律整，心率 96 次/分，下肢浮肿，腹水征阴性。舌质紫黯苔黄腻，脉沉细数，给予清肺化痰佐益气活血：生黄芪 12 克，丹参 25 克，当归 15 克，炙麻黄 3 克，杏仁 10 克，生石膏 25 克，地丁 25 克，蒲公英 25 克，双花 15 克，败酱草 25 克，鱼腥草 25 克，党参 25 克，车前子 10 克。

10 月 14 日二诊：咳喘气短，唇指青紫均减轻，浮肿消退，两肺啰音减少，心率 90 次/分，舌黯紫苔黄，脉细数。复查血气结果：pH 7.35，氧分压 50 毫米汞柱，二氧化碳分压 60 毫米汞柱，氧饱和度 80.2%，末梢血象白细胞 9300/立方毫米，中性 69%，仍用上方。

10 月 20 日三诊：病情平稳，精神好转，安静状态无气喘及气短，下床活动次数增多，活动后略有憋气感，休息后缓解，食欲好，睡眠佳，舌质黯红苔薄黄，脉沉细，两肺底少量中小水泡音，心率 80 次/分，下肢不肿。治宜益气宣肺、清热解毒：生黄芪 30 克，党参 25 克，丹参 30 克，当归 15 克，苏叶 6 克，杏仁 10 克，前胡 10 克，红花 3 克，败酱草 30 克，地骨皮 25 克，百部 15 克，大青叶 20 克，白花蛇舌草 30 克。

11 月 4 日四诊：病情一直平稳，活动后轻度气短，咳嗽少。除继用上方外，加用固本丸Ⅱ号，以巩固疗效。

此例为较重肺心病，经常发生反复感染难以控制，本次治疗以标本兼顾，益气固表，活血清热解毒之法，没有配合抗生素类等西药，也收到较满意效果。

急性肾炎

急性肾炎属于中医“水肿”、“水气”、“血尿”等范围。其起病原因多与外感有关，故《金匮要略·水气病脉证并治》说：“风水其脉自浮，外证骨节疼痛，恶风……脉浮而洪，浮则为风，洪则为气。”水肿是急性肾炎的主要表现，中医认为与肺、脾、肾三脏关系密切。

一、辨证施治

1. 急性肾炎浮肿轻，以血尿为主而形体壮实者，尿频尿急，尿色赤，便秘，脉滑数或滑有力，苔腻或黄腻，宜清热利湿，八正散加减：木通10克，瞿麦10克，萹蓄10克，车前草15克，滑石20克，甘草10克，栀子10克，白茅根15克，藕节10克，大小蓟各12克，生大黄6克。若便秘不明显者可去大黄，尿少可酌加茯苓15克，泽泻12克。

2. 浮肿轻，尿色赤，尿少而形体不壮实，脉滑数，苔黄腻或黄者，宜清热利尿，导赤散加减：生地12克，竹叶10克，木通10克，甘草10克，玄参12克，泽泻10克，车前草12克，白茅根15克。

3. 急性肾炎发病较久（一般超过二周以上）表证不显，而有浮肿尿血，面色白，乏力，腰酸痛，脉细数，苔薄者，宜通补兼施。导赤散合六味地黄丸加减：生熟地各10克，山萸肉10克，丹皮10克，茯苓12克，泽泻12克，竹叶10克，牛膝12克，白茅根15克，藕节12克，木通 10 克。

4. 急性肾炎经过治疗后浮肿消退，血尿好转，但尿中仍留有少量红细胞而有咽痛者，宜用养阴清热法：沙参 12 克，生地 10 克，竹叶 10 克，麦冬 10 克，山豆根 10 克，侧柏叶 12 克，白茅根 12 克，藕节 12 克。

另加用青黄冰硼液含漱，每日 3～4 次；咽红明显，外加锡类散喷喉，每日 3～4 次。

5. 急性肾炎有浮肿、血尿，且身上起风疹块或其他过敏症者，治宜表里双解。防风通圣散加减：防风 10 克，荆芥 10 克，薄荷 6 克，连翘 12 克，川芎 10 克，当归 12 克，白芍 10 克，生石膏 15 克，黄芩 10 克，生甘草 10 克。

大便干或秘结加生大黄 3～6 克，使其便溏但不宜过泻。

6. 急性肾炎有血尿，但浮肿重，尿少，身重乏力，发热恶风身痛，脉浮，苔薄，治宜宣肺利水，越婢加术汤加减：炙麻黄 6～10 克，生石膏 15 克，甘草 10 克，白术 12 克，茯苓 12 克，桂枝 10 克，桔梗 10 克。

咽痛重加山豆根 10 克，银花 15 克；尿少甚加车前草 20 克。

7. 急性肾炎浮肿重度，表证不明显，身重乏力，纳呆腹胀，脉沉，舌淡，治宜健脾利水，五苓散加减：黄芪 15 克，陈皮 10 克，茯苓 15 克，大腹皮 12 克，白术 10 克，汉防己 12 克，车前草 30 克，牛膝 12 克，赤小豆 15 克。

有血尿加白茅根 15 克，藕节 12 克。

8. 急性肾炎恢复期，症状不明显，血尿基本消失，仅化验时有少量红细胞者，可服六味地黄丸，每日 3 次，每次 1 丸，用白茅根 15 克，大小蓟各 15 克煎水送服。

9. 急性肾炎恢复期，有轻度浮肿乏力，血尿消失，但有少量蛋白者，可用参苓白术丸，每日3次，每次10克。

10. 因为烧伤、感染等原因引起急性肾功能衰竭，无尿，高热，昏迷，全身浮肿者，宜用表里双解，芳香开窍，大剂量八正散加清热解毒药物，另外口服安宫牛黄散。

11. 外伤引起的肾损伤血尿时，宜清补兼施：地榆炭12克，大小蓟（炒）各12克，益母草12克，车前草12克，白茅根15克，生地12克，牛膝12克，川断12克。

二、病例

张某，女，17岁，学生。病历号14358。1976年10月24日入院。

于10月12日开始发烧达39℃，4天后发现面部浮肿，门诊检查尿蛋白（+++），并有红细胞及管型，且有不规则发热，全身乏力，纳差，咽干痛，腰酸。

入院时体温37.9℃，咽红，血压120/70毫米汞柱，面部轻度浮肿，心律齐，心率100次/分，肺（-），舌苔厚腻，脉细数。查尿蛋白（+++），白细胞2~4，红细胞18~20，上皮细胞2~4，颗粒管型0~2。血白细胞22400/立方毫米，中性82%，淋巴15%，单核2%。中医诊断：水肿。西医诊断：上呼吸道感染，急性肾小球肾炎。治宜清热利湿，佐以和胃：陈皮12克，半夏曲12克，茯苓18克，竹茹6克，竹叶6克，滑石18克，甘草6克，车前草12克，白茅根18克，神曲10克。

10月29日，前方进5剂，尿量增多，浮肿消退，食纳好转，脉细，苔白腻。尿蛋白（++），白细胞1~2，红细胞5~10，上皮0~1；血白细胞9800/立方毫米，中性 76%，淋巴 24%，仍用前法。

慢性肾炎

慢性肾炎属于中医“水肿”、“水气”、“肾虚”、“肾痛”、“虚损”，与脾肾关系最为密切。《素问·水热穴论篇》说：“肾者胃之关也，关门不利，故聚水而从其类也。上下溢于皮肤，故为胕肿。胕肿者，聚水而生病也”。指出了肾与水的密切关系。《素问·至真要大论》还说：“诸湿肿满，皆属于脾”。脾能运化水湿，如果脾虚失运，肾水反乘脾土，则水湿泛滥为邪，所以《张氏医通》说：“水虽制于脾，而实于肾”，肾的作用比脾更加重要，这种水肿与肾阳虚有关，因肾阳虚则命门火衰。肾的功能失调不能通调水道，另外肾阳不足则不能温阳脾土，脾阳不足，湿困中焦，叫做水盛火衰而病湿。水肿病人以阳虚为主，尤以脾肾阳虚为主。当水湿上逆可出现肺的症状，如喘促不已。《素问·水热穴论》说：“故水病下为胕肿大腹，上为喘呼”。

引起慢性肾炎的原因，主要为素体脾肾阳虚，复受外邪，尤以寒邪或水湿之邪为甚；或饮食不节，脾湿积聚；或房室不节，肾阳虚损均为起病的诱因。

一、辨证施治

1. 肾阳虚　肾阳不足不能制水而水湿泛滥，证见面色㿠白，全身浮肿（重），倦怠乏力，肢冷畏寒，尿少腹胀，腰痛腰酸，动则喘呼，脉沉细或细弱，舌体胖苔薄，治宜温阳制水。真武汤加减：炮附片 10 克，苍白术各 12 克，茯苓 15 克，杭芍 12 克，生姜 10 克，泽泻 10 克，肉桂3～6克，车前草10克，生黄芪10克。

2. 脾阳虚　脾阳虚或脾肾阳虚，脾失健运，水湿停滞。证见面色黄白，全身浮肿（轻或中），腹胀纳呆，四肢倦怠乏力，便溏尿少，脉细或沉细，舌质淡体胖，苔薄白。治宜健脾温阳利水，五苓散合参苓白术散加减：党参12克，茯苓15克，苍白术各12克，桂枝10克，猪苓12克，泽泻12克，陈皮10克，车前草20克，黄芪12克。

3. 气血虚，阳虚而兼有血虚　证见面色苍白，心悸乏力，动则气喘，头晕眼花，尿少浮肿，脉沉细无力，舌质淡白苔薄。治宜气血双补，人参养荣汤加减：太子参12克，黄芪12克，当归10～12克，白术10克，甘草10克，熟地12克，茯苓12克，远志10克，赤芍12克，肉桂6克。

4. 阴阳两虚　病起多为脾肾阳虚，由于病久或温阳过甚致使肾阴亦衰而现阴阳两虚。证见头晕头痛，腰酸腿软，浮肿乏力，面白神衰，脉细无力，舌苔薄、质红，治以阴阳双补，济生肾气汤加减：炮附片10克，桂枝10克，熟地12克，山萸10克，山药15克，丹皮12克，茯苓15克，泽泻12克，牛膝12克，车前草20克，女贞子12克。

5. 阴虚阳亢　由于肾阴虚，水不涵木，肝阳上亢，多见于慢性肾炎合并有高血压病人，为下虚上盛。证见头晕头胀，烦躁失眠，口干舌燥，浮肿无或轻度，脉细弦，苔薄黄或薄腻，治宜滋阴平肝，六味地黄汤加减：生地12克，山萸12克，丹皮12克，茯苓12克，泽泻12克，钩藤12克，葛根12克，白薇12克，菊花10～12克，茺蔚子10～15克。

6. 湿热内蕴　脾失健运，水湿停滞，湿郁化热而致腹胀胸闷，口苦纳呆，心中烦闷，尿少而黄，身体浮肿，苔黄腻脉数，治宜清热利湿，五皮饮加减：茯苓12克，陈皮12克，桑白皮12克，大腹皮10克，忍冬藤15克，车前草30克，当归12克，白茅根12克。

二、临诊体会

1. 浮肿重而体质比较好，可以用攻补兼施，温阳健脾利水药中加入大黄10克，体质不太壮者加川军6克，能促进浮肿消退，减少尿中血细胞而不伤正气。

2. 浮肿重体质壮者加峻泻剂，攻补并用。但需要严密观察及严格掌握适应证。常用黑白丑粉2～3克，分2次冲服，或用6～10克加入汤剂中（适可而止，不可久用）。

3. 尿蛋白多者加用桑螵蛸，有补肾消蛋白作用。每日服黄芪赤小豆粥，也有一定作用，制法为黄芪30克煎后去渣加赤小豆30克，大米30～50克煮粥服，有补气健脾利水作用。

4. 血浆蛋白低而肾功能尚好者，可服鲤鱼汤：鲤鱼一条（约500克）加葱、姜、酒蒸熟后服。每周服一条鱼，对提高血浆蛋白有一定作用。

5. 血压高者加汉防己20～30克，萆薢10～15克，牛膝10～12克。

6. 活血药的应用：浮肿久治不消或尿中有血细胞不消者，可酌加活血药如当归10～12克，川芎10～12克，益母草10～12克，红花10～12克。

7. 早期尿毒症病人，恶心胃胀，头晕贫血，可以用小陷胸汤合当归芍药散治之。

三、病例

刘某，女，43岁，干部，病历号17050。1979年10月5日入院。

自1976年开始有轻度浮肿乏力腰酸，同年10月浮肿加重，查尿发现蛋白（++），症状日益加重。1978年5月因高热，尿蛋白（+++），有红白细胞及管型而在某医院住院2个月，1979年初浮肿明显、血压高再次住院4个月，好转出院。近二个月来尿少，浮肿，且有头痛头晕，10月4日来门诊检查血压达230/130毫米汞柱，尿蛋白（++++），头痛头晕重，乏力，恶心呕吐，腰酸，大便干结。

体检：血压230/110毫米汞柱，面部浮肿，心率92次/分，心律齐，心界向左扩大，肺（-），下肢可凹陷性浮肿，舌质淡红苔薄白，脉弦。尿蛋白（++++），白细胞1~2，红细胞0~2，上皮细胞0~2，颗粒管型0~2。中医诊断：水肿，西医诊断：慢性肾炎、继发性高血压。治以清热利湿，平肝活血，方药：菊花20克，防已30克，土茯苓12克，泽泻20克，车前草20克，川萆薢20克，川军6克，白芍12克，川芎15克，当归15克，茺蔚子20克。

上方服二剂，大便稀，1日2次，浮肿头晕减轻，尿量增多，血压170~190/100~110毫米汞柱，脉舌同前。

仍用上方治疗，因大便较稀去大黄加补肾药金樱子、芡实。服30剂后头晕、头痛除，已无恶心呕吐，除轻度腰酸外，余无不适，浮肿消退，血压160~170/100毫米汞柱，尿蛋白（++~+++），于1979年11月15日出院。

溃疡病

溃疡病属于中医“胃痛”、“心胃痛”、“肝胃不和”、“嘈杂”、“吞酸”等，病情常常迁延日久不愈，反复发作而且多变，辨证时要注意寒、热、虚、实，方可对证下药。

一、病因

1. 七情内伤　喜怒忧思悲恐惊均可引起脾胃功能失调。但以怒为主，怒伤肝，肝气郁积犯胃，肝胃不和则两胁胀痛，胃脘作痛，甚至气滞血瘀发生出血。

2. 脾胃虚寒　素体肾阳不足或后天失调脾胃虚寒，脾阳不振，运化失常，表现为胃痛喜热，呕吐清涎，喜按，手足发冷等症，临床上较为常见。

3. 饮食失节　过食辛辣，过饥过饱，膏粱厚味使脾胃受损，脾失运化，湿浊内停，日久生热。这种胃痛多有腹胀纳呆，舌苔厚腻，四肢困倦等症。

二、辨证施治

1. 胃热　多由饮食失节引起。素体较壮时常见胃脘疼痛，嗳气吞酸，喜冷饮，心下痞满，按之作痛，舌苔黄或黄腻者多，脉弦数或弦滑，治疗上用清热散结止痛和胃，小陷胸汤加减：川连6克，半夏10克，全瓜蒌15克，陈皮10克，黄芩10克，生龙骨20克，茯苓12克，木香10克，大黄3克。如果便秘而按之疼痛明显者大黄可用10克，瓜蒌用30克；吞酸嘈杂明显时黄芩用15克；反酸重加乌贼骨粉3克冲服；疼痛重加沉香1克冲服。

2. 胃寒　此型较多见，素体虚寒，遇寒作痛，秋冬为重，胃痛喜暖喜按，四肢发凉，呕吐清涎，脉细或沉细，苔薄，治以温中和胃止痛，黄芪建中汤加减：黄芪15克，桂枝10克，杭芍15克，炙甘草10克，大枣12克，饴糖12克（后兑）。如果面色苍白，无力气短明显者则用香砂六君子汤加减：党参12克，白术12克，炙甘草10克，陈皮10克，清半夏10克，木香10克，砂仁3克。若反酸，加乌贼骨粉3克冲服；痛重加玄胡粉1克，沉香粉1克冲服。

3. 肝气郁结，肝胃不和　胃痛且有两胁胀满，嗳气吐酸，胸闷烦躁，失眠，脉弦苔腻。治以疏肝理气，和胃止痛。小柴胡汤加减：柴胡10克，黄芩10克，半夏12克，党参12克，炙甘草12克，陈皮10克，生姜10克，大枣10克，生龙骨15克。若胸闷重，善太息，加香附12克，郁金12克；反酸多加乌贼骨粉3克冲服；痛重加玄胡粉2克冲服。

三、临诊体会

1. 病人痛处固定而拒按，舌有瘀点或瘀斑时，乃兼有瘀血，可加用活血化瘀药物：桃仁10克，红花10克，丹参10克；如果瘀血而血虚者加当归12克，鸡血藤12克，瘀血重而有气滞者，加川芎12克，乳香10克，没药10克。

2. 病人有胃出血时用三白散：白及、三七等量研末，每日3~4次，每次1~3克。出血多病情急时，可以一次顿服三七粉10~15克，对止血有一定效果。

3. 溃疡病病因复杂交错，症状多变，治疗上不可拘泥于一方一药，需随症加减变化，常常是补泻兼施，寒热并用。

4. 疼痛反复发作，病情迁移日久，久服中药者可配制散剂或丸剂。

5. 溃疡病吐酸可用乌沉粉：乌贼骨粉与沉香粉以6和1之比配合，每日3次，每次1克。疼痛重者加玄胡粉0.5～1克。

6. 呕吐或恶心频繁可配旋覆代赭石汤。

7. 胃痛不重而腹胀明显者，可加服保和丸每日2次，每次10克。

8. 虚寒胃痛不止，可加宽胸丸或丁桂香丸，每日3次，每次1丸。

四、病例

楼某，44岁，女，干部。

1978年5月5日初诊：胃脘痛十多年，每于秋冬加剧。近一周来又复发，痛重喜按喜暖，气短乏力，腹胀纳呆，脉弦细，舌苔白腻。钡剂造影十二指肠球部溃疡。中医诊断：胃脘痛（胃寒）。西医诊断：十二指肠球部溃疡。治以温中和胃，理气止痛：党参12克，陈皮10克，半夏10克，白术12克，茯苓18克，甘草6克，香附10克，草蔻6克，炒稻芽15克，竹茹6克。玄胡粉3克，乌贼骨粉1.8克（二味和匀分冲）。

9月28日二诊：前方连服15剂，胃脘疼痛明显减轻，食纳好转，脉舌同前。前方加桂枝10克，继服15剂。

10月17日三诊：胃脘痛已基本缓解，腹胀纳呆减，但乏力怕冷仍有，脉沉细，苔薄，前方去稻芽、竹茹。继服。

病毒性肝炎

病毒性肝炎症状多变，病程长短不一。可分为黄疸型，无黄疸型，急性、亚急性、迁延性等多种类型。从肝炎各种类型临床症状来看，属于中医“肝气”、“肝郁”、“肝胃不和”、“脾虚”、“湿热”、“寒湿”、“黄疸”、“积聚”等范畴。古代对肝炎的症状早有认识，《灵枢经·五邪》称：“邪在肝，则两胁中痛”。《素问·标本病传论》又说：“肝病头目眩胁支满，三日体重身痛，五日而胀”。《金匮要略》专门有《黄疸病脉证并治第十五》篇，详细描述了黄疸的症状，如病人“四肢苦烦，脾色必黄，瘀热以行”，“热流膀胱，身体尽黄”，“病黄疸，发热烦喘，胸满口燥”。并将黄疸加以分类，提出了治疗办法。《金匮》所用的茵陈蒿汤、栀子大黄汤、茵陈五苓散等方剂至今仍是治疗黄疸型肝炎的常用方剂。

一、辨证施治

1. 湿热内蕴　多由于饮食不节或感受外邪，脾失健运，水湿停滞，湿蕴生热，波及肝胆，湿蒸热郁而生黄，溢于肌肤，呈黄色，这种黄疸称为阳黄。病人目珠、皮肤皆见黄色，状如柏皮，口干喜冷饮，腹胀胁痛，纳呆厌油，大便干燥色灰，脉弦滑或弦数，苔黄腻。治疗上宜清热利湿为主。《张氏医通》指出：“湿热身黄如橘子色而小便不利，腹微满者，茵陈蒿汤”。我们在茵陈蒿汤基础上酌加清热解毒药，称之为茵陈解毒汤：茵陈15克，栀子10克，龙胆草6克，双花12~15克，板蓝根10~15克，金钱草10~15克。便秘重者加大黄3~6克；胁痛加柴胡10克，郁金10克；腹胀重者加厚朴6~10克，山楂10~12克。

2. 脾虚寒湿　素体阳虚，脾阳不振，而有水湿停留发黄者，称为阴黄。或阳黄日久，脾阳虚而转为阴黄。证见身目皆黄，皮色晦黯，畏寒乏力，喜热饮，胁痛便溏，食少腹胀，小便不利，脉弦缓，或沉弦，苔白腻。治宜温中健脾，祛湿退黄，茵陈术附汤合茵陈五苓散加减：茵陈 12～15 克，泽泻 10 克，茯苓 10～15 克，苍白术各 10～12 克，陈皮 10 克，生姜 6 克，炮附片 6～10 克。气短乏力加黄芪 10～15 克，党参 10～12 克；胁痛加柴胡 10 克，香附 12 克；尿少加车前草 20 克，猪苓 10～12 克。

3. 肝郁脾虚　素有脾虚，而有肝郁气滞，证见胁胀肝痛，倦怠乏力，纳呆腹胀便溏，脉弦，苔厚。治宜舒肝解郁，健脾和胃，逍遥散合柴胡疏肝散加减：柴胡 10～12 克，藿香 10～12 克，枳壳 10～12 克，厚朴 10 克，当归 10～12 克，茯苓 10～12 克，杭芍 10～12 克，白术 10 克。纳呆加鸡内金 6 克；胁痛重加郁金 10 克，玄胡 10 克；腹胀恶心加蔻仁 3～6 克；乏力明显加党参 10～12 克。

4. 痰热结胸　乃湿困脾土，脾失健运，湿热蕴结，津液化而成痰。证见脘腹胀满、手不可近，按之疼痛，恶心头晕，脉滑数，苔黄腻，治宜宽胸理气，健脾豁痰，小陷胸汤加味：黄连 6～10 克，瓜蒌 12～20 克，半夏 10 克，茵陈 12～15 克，枳实 10 克，夏枯草 10～12 克，银花 10～12 克。若心下痞用半夏泻心汤，有瘀血者加丹参 10～12 克，红花 10～12 克，川芎 10～12 克。

5. 肝肾阴虚　湿热内蕴，日久伤阴，肝肾阴虚。证见头晕目眩，胁痛乏力，五心烦热，失眠多梦，腰痛遗精或月经不调，脉沉细或沉弦，舌质红苔薄。治以滋阴平肝。一贯煎加减：沙参 10～12 克，麦冬 10～12 克，五味子 10 克，当归 10～12 克，生地 10～12 克，枸杞子 10～12 克，川楝子 10 克，香附 10 克。病人有瘀斑、蜘蛛痣，合四物汤加味（川芎 10～12 克，赤芍 10～12 克，红花 10～12

克）。肾阴虚重加女贞子10～12克。

6. 气滞血瘀　由于气滞而致血瘀，病人烦躁易怒，二胁胀痛，腹部痞块或乳房有硬块，面色晦黯，有蜘蛛痣，或瘀点，脉弦，苔腻，舌有瘀点或瘀斑，治宜理气活血，膈下逐瘀汤加减：柴胡10克，当归10～12克，川芎10～12克，桃仁10克，赤芍10～12克，红花10～12克，香附10克，枳壳10克，玄胡10克。腹部肿块（肝脾大）明显加穿山甲10克，鳖甲10克。

7. 气血两虚　病久气血两虚，病人面色苍白，全身乏力，头晕目眩，心悸气短，纳呆腹胀，脉细弱或细数，苔薄质淡，治宜补气养血。十全大补汤加减：黄芪10～12克，党参12克，肉桂3克，茯苓12克，白术10克，炙甘草6～10克，当归10克，熟地12克，川芎10～12克。

8. 脾肾两虚　病人少食腹胀，肢冷乏力，腰酸腿软，足跟痛，便溏尿清，脉细或细弱，苔薄，治以温肾健脾。右归饮合五味异功散加减：党参10～12克，白术10～12克，茯苓12克，甘草10克，陈皮10克，肉桂3～6克，附子6～10克，枸杞10克，杜仲10～12克。

二、临诊体会

肝炎临床病情多变，辨证论治时应考虑具体病情随证加减变化，不可拘泥于分型。

1. 关于黄疸，除用汤剂外，临床上常配合服清热退黄散（青黛、明矾、血余炭，按2:1:2之比例，共研细末，每日2～3次，每次1～1.5克）用于黄疸型肝炎残黄不退，或用于慢性肝炎胆红素升高者。退黄散（青黛、明矾、黄连，按2:1:2之比例，共研细末，每日2～3次，每次1～1.5克）适应证同上而有热象者。

利胆退黄常用药物有茵陈、姜黄、金钱草、车前草、滑石、白茅根、青黛、黄柏、生甘草等。

2. 活血化瘀药应用：丹参、红花、桃仁、川芎、赤芍等活血化瘀药用于迁延性、慢性肝炎有瘀血表现者，能提高治疗效果，早期肝硬化病例，瘀血重症宜用三棱、莪术、五灵脂、蒲黄等破血药，与山甲、鳖甲等软坚药合用。

3. 扶正驱邪：迁延性、慢性肝炎病人，病久正气虚，正虚而邪实，故宜扶正以驱邪，可能提高治疗效果，但滋补药不宜过量，要注意病人的胃口，最好滋补药与理气和胃药同用，如党参、黄芪合陈皮、木香。

4. 清热解毒药，夏枯草、板蓝根、败酱草、双花、连翘、白花蛇舌草等用于急性肝炎，或慢性肝炎急性发作时，但用量要适度，注意勿过量，以免伤及病人脾胃，且不宜久用。病情好转后酌减或加扶正药，以达扶正祛邪之功。

5. 慢性肝炎或早期肝硬化有肝脾肿大，脾功能亢进，可以配合服用乌鸡白凤丸，每日 2 次，每次 1 丸。

6. 急性或慢性肝炎，无黄疸而单项转氨酶高者，可加五味子粉 3～6 克，随汤剂冲服，转氨酶恢复正常后即可逐步停用。

三、病例

李某，女，42 岁。

1978 年 5 月 18 日初诊：患肝炎 10 年，肝功反复发作不正常，腹胀纳差，近半年来肝功能 SGPT 持续 300 以上，来诊前查 SGPT350 单位。目前疲乏无力，肝区疼痛，纳差腹胀，脉沉细而滑，舌胀质正常，苔白厚，西医诊断：慢性肝炎，中医诊断：肝气郁结，肝胃不和，湿热内蕴，治以疏肝理气，和胃除湿：柴胡 10

克，陈皮12克，苍术15克，炒麦芽15克，当归12克，香附15克，藿香12克，败酱草18克，板蓝根18克，生黄芪12克，甘草6克，五味子粉3克（分冲）。

6月25日二诊：前方服30剂，腹胀减轻，食纳比前好转，前二天查SGPT150单位，半年来第一次降到接近正常（本院正常标准是130单位以下），仍有肝区胀痛，脉弦细，苔白腻，仍宗前方加减：柴胡10克，香附15克，郁金10克，陈皮10克，苍术15克，藿香15克，板蓝根18克，当归12克，茯苓12克，杭芍10克，玄胡6克，甘草6克。

按：此例慢性肝炎，病程已十年，反复发作肝功能不正常，肝区疼痛，腹胀纳呆，乃肝气郁结，肝胃不和；舌苔厚腻乃有湿热，故治以疏肝和胃，理气除湿为主；疲乏无力乃久病体虚，故以黄芪补气。病人以单项转氨酶高为主，故加五味子粉冲服，服药30剂，症状减轻，转氨酶也已接近正常，停用五味子粉，仍宗原法继用，经随访半年，病情稳定。

大动脉炎

大动脉炎，又称为无脉症。临床症状多变，但以单侧或双侧上肢、下肢无脉为主。中医称之为微脉、伏脉。微脉是脉极细微，若有若无。伏脉是需要极重按之，著骨乃得，有时为按不到。《医学心悟》称“一手无脉，曰单伏，二手无脉，曰双伏”，认为“脉伏不出者，寒气闭塞也”，为气虚，真火不足。也有“郁热极深，反见假寒之象，脉涩滞之甚，似伏而非伏也”，另外“痛极则脉伏，痛止则脉出也”，剧烈的疼痛也能引起脉伏。

一、辨证施治

1. 阳虚　阳气衰微，神疲乏力，手足发凉，头晕气短，脉微或细，重者为单伏或双伏，治宜温阳益气，活血复脉，四逆汤化裁：黄芪15克，干姜10～12克，甘草10克，丹参15克，川芎12～15克，当归12克，鸡血藤15～20克，络石藤12～20克。

2. 阴虚有热　多见于青年人，发病不久。初起时症状有发热口渴，咽干咽痛，头晕头胀，宜用滋阴清热合活血化瘀，而尤以活血化瘀药用量宜大。活血可用丹参、当归、川芎、红花、赤芍、鸡血藤等各10～15克；当病人肢体疼痛，痛有定处，肤色紫黯，舌黯有瘀斑或瘀点等瘀血症状明显时则需用祛瘀破血药三棱、莪术、乳香、没药等各10～12克。

3. 痹证　风湿热病人无脉症，症见关节疼痛，四肢酸胀，午后发热，咽干咽痛等，宜用祛风清热，活血通络法，如羌独活各10克，防风、防己各10克，银花15克，连翘10～12克，丹参、川芎、赤芍、红花各10～15克。

4. 无脉症由多发性动脉硬化引起，常合并冠心病、心绞痛或心肌梗塞、高血压等。《素问·痹论篇》:“心痹者，脉不通，烦则心下鼓，暴上气而喘”。病人除有无脉症常见症状外，胸闷、心痛、心悸、气短症状明显，治疗上以活血化瘀为重点，酌加理气通络药，常用丹参、川芎、桃仁、红花、当归各10～15克，鸡血藤、络石藤、威灵仙各15～20克，牛膝10～12克；瘀血重者加破血药，兼有心气虚者重加人参10克（或党参20克），黄芪15～20克；合并有肝阳上亢症状者加黄芩10～12克，菊花12～15克，钩藤15～20克。

以上四种情况可以互相交叉，也可以出现在一个病人的不同阶段，故治疗上应随症，随病情变化而予以变化，不可拘泥于一方一法。

二、临诊体会

1. 无脉症，症状复杂，病情多变，辨证治疗虽然分为四大类，注意随证变化加减用药，但重要的是抓住本病血脉不通为主要矛盾，故重用活血化瘀，贯穿于各型之中。

2. 活血化瘀，各种病人根据血瘀情况不同常用的活血化瘀药大致可有三类：第一类轻剂，有丹参、当归、鸡血藤、赤芍、川芎、红花、益母草、苏木等。第二类中剂，有蒲黄、五灵脂、乳香、没药、桃仁等。第三类重剂，有三棱、莪术、水蛭、虻虫、山甲等。

3. 曾用活血化瘀的冠心Ⅱ号注射液（川芎、丹参、赤芍、红花、降香）10毫升加入10%葡萄糖中静脉点滴治疗大动脉炎二例。适当配合对症药物煎服，效果比单用口服药快。

4. 无脉症易复发，获效后应坚持随访服药，我们对获效病例，逐步减少用药量（二日服一剂或三日一剂）或配丸药服用。也有服用活血化瘀（冠心Ⅱ号）冠心片，每日3次，每次6片，而使疗效巩固的病例。

三、病例

1. 杜某，男，18岁，学生，病历号130037。

初诊：发热两个月多，开始为38.5℃～38.8℃，经用青霉素后转为37.6℃～37.8℃低热。因渐感左上肢及双下肢酸软无力，在某医院就诊发现左上肢无脉，而转来我院门诊治疗。病人感疲乏无力，心悸，左上肢酸软，双下肢沉重，消瘦纳呆，午后发热37.6℃以上。脉左伏，右细数，舌质正常，苔薄白，心率128次/分，心律齐，心尖部收缩期吹风样杂音Ⅱ级，血压右94/68毫米汞柱，左%。血沉77毫米/小时，抗O正常，C反应蛋白阳性，胸透及放射性肾图检查均正常。中医诊断：无脉症。治以滋阴清热，活血通络：元参18克，丹参25克，红花10克，忍冬藤30克，络石藤25克，威灵仙18克，牛膝15克，甘草6克，地骨皮15克，青蒿12克。连服15剂。

二诊：左侧可扪及细弱脉，但血压仍测不到。作血流图比右侧弱，低热有所减轻，血沉降到3毫米/小时，但仍有肢麻酸痛。仍宗前法，党参18克，络石藤18克，川芎15克，鸡血藤12克，忍冬藤30克，三棱15克，莪术15克，当归12克，大青叶18克，地骨皮15克，青蒿15克，甘草10克，牛膝18克，红花10克，威灵仙18克。连服20剂。

三诊：脉细，左细弱，舌同前，左侧血压测不到，症有好转，食纳差。前法加减：川芎15克，丹参15克，忍冬藤30克，当归12克，陈皮12克，板蓝根15克，大青叶12克，红花12克，三棱15克，莪术12克，地骨皮18克，青黛6克，甘草10克。连服15剂。

四诊：脉较前好转，双侧均可测到血压，左侧90/70毫米汞柱。一般情况均有好转，体温在37℃～37.2℃之间，继服前方，巩固疗效。

2. 乔某，男，58岁，干部。

1974年11月19日初诊：高血压病二十多年，血压波动于140～180/90～100毫米汞柱。1970年发现双上肢血压不等，右上肢150/80毫米汞柱，左上肢测不到，同时有双下肢发凉、发沉、无汗、无力，有时走路跛行，以左下肢明显，且有胸闷、心前区痛等症状，心电图为冠状动脉供血不足，诊断为高血压、冠心病、多发性动脉硬化、无脉症。1973 年在某医院治疗中发生急性后壁心肌梗塞。来诊时胸闷心悸，心前区痛，每日发作数次，每次几分钟，左上肢及双下肢发凉无力，血压左侧测不到，右侧 180/100 毫米汞柱。左颈部、上肢及腹股沟均可听到血管杂音，心电图为慢性冠状动脉供血不足，陈旧性后壁心肌梗塞，脉左伏，右细微，舌黯，苔薄腻，诊为无脉症、胸痹。治以活血化瘀，理气宣痹：川芎 15 克，当归 15 克，鸡血藤 30 克，红花 10 克，络石藤 25 克，威灵仙 18 克，赤芍 25 克，桃仁 10 克，三棱 12 克，莪术 12 克，生黄芪 25 克，降香 15 克，水煎服，每日2～3 次，连服 15 剂。

二诊：心痛肢凉症状减轻，有头胀，左侧脉较前略有好转，血压仍测不到，舌黯，苔薄黄，右侧血压仍偏高 180/100 毫米汞柱，酌加清热平肝药，前方去威灵仙，加葛根 25 克，青木香 12 克，忍冬藤 25 克，再服 15 剂。

三诊：头晕好转，肢凉减轻，左手可以扪到微细脉，但仍较右侧为细，且有弦象，测血压右 180/90 毫米汞柱，左 100/70 毫米汞柱，舌黯，苔薄，前方去青木香、忍冬藤，加山楂 25 克、草决明 25 克。

病人以上法加减，继续治疗二年多，病情好转，后改为隔日服一剂，疗效仍较巩固。1977 年 9 月 8 日随诊，病人已上班，无心绞痛，有轻度头晕、胸闷；脉右沉弦，左沉细，舌黯苔白，血压右侧 160/76 毫米汞柱，左侧 120/70 毫米汞柱，左颈左腹股沟仍可听到血管杂音，心电图 $STV_{4\sim5}$ 较前升高。

血栓闭塞性脉管炎

血栓闭塞性脉管炎，中医称为“脱疽”、“脱痈”，多发于四肢，尤以下肢为多见。《灵枢经·痈疽》中说“发于足指，名脱痈，其状赤黑，死不治；不赤黑，不死。”已经认识到这种病使肢端组织坏死，发黑，预后严重。并指出其原因主要是“寒邪客于经络之中则血泣，血泣则不通。”乃体虚外邪乘虚而入所引起。张景岳对病因说得更详细，《景岳全书》中谓“此证因膏粱厚味，酒面炙煿积毒所致，或不慎房劳，肾水枯竭，或服丹石补药……此证形势虽小，其恶甚大”。对重症病人提出了外科手术疗法。这种病应该内外同治，而以内治为主。

一、辨证施治

1. 温阳活血法　肢体发凉沉重，遇冷发绀、发白，神疲乏力，不能多行走，重则步履困难。脉细，苔白，舌质黯。乃阳虚受寒，经脉瘀滞不通。治宜温阳活血。阳和汤、四逆汤合活血药加减：麻黄3~10克，肉桂6~10克，白芥子10克，熟地12~15克，甘草10克，鹿角霜12克，白术12克，川芎12克，鸡血藤15克，当归12克，红花15克。

2. 清热解毒，活血化瘀法　张景岳谓脱疽“色赤作痛者，元气虚而湿毒壅盛也。先用隔蒜灸，更用解毒药，如活命饮、托里散之属。”故病人肢体红肿热痛，且烦热口渴，脉数，苔腻时，治宜清热解毒，活血消肿，可用真人活命饮、四妙勇安汤等，我们用自拟解毒活血汤：丹参12克，元参12克，双花10～12克，连翘10～12克，花粉12克，甘草6～10克，乳香10克，没药10克，牛膝12克，鸡血藤12克，络石藤12克。

3. 益气活血法　病久疮口久溃不敛，动则气短乏力，面色无华，肢端冷痛，脉沉细，苔薄。治宜益气活血，以防止“元气亏损，毒气上侵”，可用补中益气汤、十全大补汤等合活血药：党参12克，黄芪15～20克，白术10克，茯苓12克，甘草10克，当归12克，丹参12克，红花12克，鸡血藤15克。

二、临诊体会

1. 治疗中随着病情变化而治法变化，不可守方不变治法，如清热解毒药不宜久用，见效后则改用益气活血；又如有时益气与温阳同用。

2. 活血药使用应根据病情，如瘀血明显可加用三棱、莪术，尤其三棱作用更加突出，故称之有“化血为水”的作用。

3. 病人有下肢肿胀，加用防己黄芪汤健脾利湿消肿。

三、病例

李某，男，50岁，干部。

1972年10月初诊：曾在某矿区工作十多年，住地比较潮湿，患者吸烟近20年，1969年发现右下肢发凉疼痛，走路时为明显，渐渐加剧，下肢肤色发紫，摸不到脉。今年（1972年）来，右下肢肤色紫黯，局部疼痛，发凉，行走困难，伴气短乏力，曾在某医院检查治疗，诊断为“血栓闭塞性脉管炎”，拟截肢治疗。病人来一试中医治疗，来诊时右下肢色紫有瘀斑，局部肿胀，压痛，尤以走路为甚，右趺阳脉摸不到，寸口脉细，舌质黯苔腻。治宜清热解毒活血：丹参15克，元参12克，花粉12克，双花15克，连翘15克，甘草10克，茯苓12克，当归12克，没药10克，乳香10克，牛膝12克，鸡血藤12克。

二诊：前方服20剂，下肢胀肿见消，疼痛明显减轻，肤色由紫转红，仍有疼痛，局部发凉，脉舌同前，前方继用，加温阳补气药：黄芪15克，丹参12克，元参12克，双花15克，桂枝10克，甘草10克，茯苓12克，当归12克，没药10克，乳香10克，牛膝12克，鸡血藤12克。

三诊：又服30剂，疼痛显著减轻，走路较前增多，局部肤色好转，足趾开始转变颜色，趺阳脉仍摸不到，余同前。仍宗前法，前方去元参，加党参15克，服20剂。

四诊：疼痛基本已除，仅走路多后感觉疼痛，右下肢肤色渐转正常，肿胀已消，趺阳脉已可摸到，但仍很微弱，嘱其继续用前法，回原地继续治疗服药。

真性红细胞增多症

真性红细胞增多症是由于骨髓造血功能亢进，使红细胞、血小板、白细胞、血红蛋白均增高，血液粘度增加，血流缓慢。

一、辨证施治

病人常发生经久不愈的头痛头胀，头痛部位多固定，一般形体壮实，面赤，烦躁，大便干结，舌苔腻，舌质黯，可看到瘀点或瘀斑，脉弦。属于中医的肝热、肝火、瘀血。有的病人血热妄行时可见有齿衄。治宜清肝泻火为主，配合活血化瘀为辅，龙胆泻肝汤加减为主方：龙胆草15克，黄芩15克，栀子10克，泽泻12克，柴胡12克，生地12克，青黛3克（分冲），川芎12克，鸡血藤12克，大黄3~10克。龙胆草泻肝胆之火，柴胡平少阳之热，黄芩、栀子清三焦之热，泽泻泻火引热下行，生地滋阴凉血，川芎、鸡血藤活血化瘀，青黛凉血下火，大黄清热泻火。

辨证加减：瘀血明显加桃仁10克，红花10克。重度瘀血加三棱15~18克，莪术15~18克。五心烦热乃阴虚，加玄参12克，麦冬12克。齿衄、鼻衄为血热迫血妄行，加白茅根30克，藕节15克，丹皮15~20克。热盛烦躁口渴加金银花15克，地丁15克，草河车15克。

二、临诊体会

1. 青黛入汤煎时，应另煎后下，即先煎其他药，去渣后加青黛再煎15分钟左右，不可久煎，用量12克。

2. 青黛冲服时用量为3克。

3. 本病多属肝热实证，故需使腑气通，实热外泄方可取效。龙胆泻肝汤治肝胆经实火湿热。但这种病又为慢性病，故又不可过伤大泻、久泻，一般使其大便变稀即可。

4. 久用苦寒出现脾虚时酌加党参、黄芪，《医方集解》称之为“加人参者，扶土所以抑木”。

5. 病人治疗后如果血红蛋白、红细胞下降，而白细胞仍高者则重用清热解毒药，草河车、白花蛇舌草、连翘等。

6. 病情好转后不宜骤停药，可隔日服一剂，或三日一剂，或服青麝散（青黛30克，麝香0.3克，雄黄15

克，乳香15克，共研细末）每日2次，每次0.5～1克。

三、病例

1. 朱某，男，47岁，干部。

初诊：一年来感到头晕，口干，倦怠无力，头皮出血，血压渐升高，由过去80/60毫米汞柱升到100～130/90～100毫米汞柱，血红蛋白由16.8克%，渐升到20.5克%，红细胞577～613万/立方毫米之间，骨髓增生明显活跃，在外院诊断为真性红细胞增多症，曾在某医院住院治疗。

病人面色红赤，舌质胀黯，黄褐色腻苔，脉沉弦略数，证属肝热上冲，瘀血内滞。治以清热平肝，予凉血活血化瘀之剂：龙胆草15克，栀子10克，黄芩15克，黄连6克，泽泻15克，银柴胡12克，川芎15克，三棱18克，莪术18克，鸡血藤30克，白茅根30克，红花9克，桃仁9克，藕节30克，芦荟2克，青黛3克（分冲），丹皮9克，银花25克，水煎服。

二诊：服药23剂头晕头痛明显减轻，头皮出血止，复查血象，红细胞降到470万/立方毫米，血色素降到17.9克%，血压降到99/60毫米汞柱。但便溏，全身无力较前明显，脉沉细，舌紫黯，苔黄褐腻。宗上法去芦荟，减龙胆草，治疗三个月后血色素降到15.4克%，头晕头胀症状基本消失。但由于大剂活血化瘀、清肝凉血之剂服后病人乏力。症减后，病人未再坚持治疗。又过3个月后，血红蛋白又见回升，继续服药后再次下降到14克%。

2. 王某，男，53岁，干部。

1974年8月初诊：病起于3～4年前，面部发红而热，未予注意。来诊前一年感冒后因头晕、面部发红更重到医院检查，发现血压增高 140～160/100～120 毫米汞柱，白细胞 13000/立方毫米，未查红细胞，按高血压病治疗。今年以来面部发红愈来愈明显，头胀，全身发燥，胸闷心烦，气短，记忆力减退。3 月底查血红蛋白 20.6 克%，红细胞 650 万/立方毫米，白细胞 13700/立方毫米，血小板 235000/立方毫米，肝剑突下二指，脾肋下二指，质中等硬度。骨髓象：红、粒细胞系统均增生活跃。诊断为真性红细胞增多症。在某医院放血五次，每次放血 300～550 毫升，症状有所缓解，但血象很快回升。五月间血红蛋白又升到 25 克%，红细胞 830 万/立方毫米，血小板 214000/立方毫米，逐加用马利兰治疗，血红蛋白曾有所下降。一个多月后因血小板降到 3100/立方毫米，白细胞亦下降而停用马利兰。停药后血象又回升，来诊时血红蛋白 22 克%，红细胞 609 万/立方毫米，白细胞 6200/立方毫米，血小板 6.5 万/立方毫米，主诉头晕头痛，咽干口苦，胸闷腹胀，齿龈出血，脉沉弦，舌质黯赤，苔薄。此系肝经郁热，血瘀头痛。治宜清肝泻热，活血化瘀：龙胆草 9 克，黄芩 9 克，生栀子 9 克，川芎 12 克，银柴胡 9 克，银花 15 克，生地 15 克，玄参 15 克，鸡血藤 25 克，莪术 9 克，三棱 9 克，白茅根 25 克，藕节 25 克。

二诊：连用 16 剂症状减轻，血红蛋白降到 16.5 克%，红细胞 559 万/立方毫米，白细胞 7500/立方毫米，血小板 10.2 万/立方毫米。仍宗前法，前方龙胆草改用 12 克，生地用 18 克，三棱、莪术各用 18 克，去玄参。又服 20 剂后头晕减轻，精神好转，齿龈不再出血，血压保持在 120～130/80～84 毫米汞柱。前方加泽泻 10 克，赤芍 15 克，又服 20 剂。症状大为好转，血红蛋白逐步降到11.9克%，红细胞409万/立方毫米，白细胞7050/立方毫米，血小板16.8万/立方毫米。继服前方，病情稳定，并发现3～5天服一剂药时，血红蛋白即有上升趋势（但均在16克%以下），而连续服药6～8剂，血红蛋白又能下降。随访一年后，血红蛋白14.6克%，红细胞549万/立方毫米，血小板18万/立方毫米。

重症肌无力

重症肌无力属于中医“痿证”范畴。《素问·痿论》说:“肺主身之皮毛，心主身之血脉，肝主身之筋膜，脾主身之肌肉，肾主身之骨髓，故肺热叶焦，则皮毛虚弱急薄，著则生痿躄也……脾气热，则胃干而渴，肌肉不仁，发为肉痿”。认为引起痿证者其病在上以肺为主，与其他脏腑也有密切关系，主要为脏器的功能失调，精液营养不足，而致痿躄不用。

引起痿证的病因有外感与内伤二大类。外感时邪疫气化热伤津，或由内伤脾肾虚亏，湿困脾土运化失调，均不能营养肌肉筋骨，津液气血不足而形成痿证。痿证病情重，病程长，治疗也较为困难。《医学心悟》称之谓“痿，大证也”，说明我们在治疗上要详加审察，根据病因病机辨证施治，随证加减，选用清热祛邪、化瘀活血、熄风通络或养血养阴、益气生津，健脾补肾等法，切不可拘泥于一方一药。

一、辨证施治

1. 外感时邪疫气所致者，多有发热或发热恶寒，热度轻重不等，口渴咽干，但均有全身疲软乏力，气短懒言，日见消瘦，久则肌肉萎缩，行走困难，脉细数，舌红苔薄黄或黄。乃属热邪伤津，治宜清热祛邪，养阴润肺，清燥救肺汤加减：沙参10~12克，麦冬10~12克，杏仁10克，枇杷叶10~12克，桑叶10克，黄芩10克，生石膏15~20克，鲜生地15克，金银花10~12克，石斛10克。食纳不佳，腹胀，加神曲15克，麦芽12克，陈皮10克。日久体质差，消瘦重，加生黄芪15克，山药12克，茯苓12克。低热不退，加银柴胡10克。

2. 平素体弱，纳少腹胀，神疲乏力，大便溏泄，日见消瘦，脉沉细或沉弱，舌淡苔薄白，属脾胃虚弱，气血不足，治宜健脾和胃，养血益气，方用参苓白术散加减：元参10克（或党参15~20克），白术10克，茯苓15~20克，甘草10克，陈皮10克，白扁豆12克，当归12克，苡米12克，大枣10克，佛手10克。纳少厌油加山楂15克。乏力肌肉萎缩加黄芪20~30克，黄精10~12克。

3. 肢体痿软，肌肉萎缩，行动困难，疲乏无力，腰膝酸软，头晕耳鸣，视物不清，脉沉细或细尺弱，舌红苔薄者属肝肾不足，精血亏损，治宜滋补肝肾：生地10~15克，菟丝子15~20克，补骨脂10~12克，女贞子10~12克，枸杞子10~12克，狗脊10~12克，桑寄生10~20克，肉苁蓉10~15克，牛膝10~12克。视物不清加青葙子15~25克，菊花10~12克。怕冷四肢不温加桂枝10克，炮附片10克，阳虚甚，加鹿角、肉桂。头晕面色无华加当归12克，鸡血藤10克。

二、病例

孙某，女，34岁。

1973年7月17日初诊：患者1970年发现视力减

退，有复视现象，伴头痛头晕，全身无力。曾先后二次住院治疗，当时眼睑下垂，斜视，均诊断为重症肌无力，曾用过中西药物及针灸等治疗，均无明显效果。

现在仍有视力模糊，复视，右眼不能转动，左眼斜视，全身乏力，心悸，腰酸，畏冷，四肢肌肉酸痛，上楼气喘，舌质正常，苔薄白，脉沉细无力。西医诊断：①重症肌无力，②隐性糖尿病。中医辨证为痿证（肝肾不足）。治疗宜补益肝肾：生地18克，肉苁蓉15克，菟丝子15克，女贞子12克，枸杞子15克，鸡血藤18克，桂枝12克，川断18克，寄生18克，青葙子24克，白芍24克，生甘草10克。

8月14日二诊：进前方精神有好转，畏冷减轻，舌质正常苔薄白，脉沉细无力。再以上方去青葙子加覆盆子12克，继服。

8月28日三诊：服药后精神明显好转，力增，纳食增加，进食速度也加快，畏冷已除，尚感轻度头晕，脉细略弦，舌质正常苔白。治疗以前方去桂枝，加黄精18克，继服。

9月18日四诊：精神食纳尚好，仍有轻度头晕，月经量较多，脉沉细，舌质正常苔白，治疗以益气补肝肾之法：生地18克，女贞子12克，菟丝子12克，覆盆子10克，仙灵脾10克，仙茅10克，五味子6克，枸杞子12克，茯苓18克，车前子10克，白芍12克，生芪15克。

10月30日五诊：精神好，肌肉酸痛消失，体力明显增加，上楼不喘，视力也有好转，舌质正常苔薄白，脉沉细。仍宗上方去白芍，加肉苁蓉18克，当归10克，继服巩固疗效

按：本例临床表现为视力减退、复视、斜视、眼睑

下垂，全身无力，腰酸畏冷，四肢酸痛，心悸气短，脉沉细无力。肝开窍于目，脾主肌肉，证属肝脾肾虚，治疗以生地、女贞子、枸杞子、菟丝子、川断、桑寄生补益肝肾；青葙子清肝明目；当归、白芍、鸡血藤养血；肉苁蓉、覆盆子、桂枝温阳补肾，经三个月治疗病情明显好转。

甲状腺功能亢进

甲状腺功能亢进属于中医的“肝郁”、“瘿瘤”范畴。病因多为情志不遂，肝失条达，肝气郁结，肝郁化火，肝阳上亢，肝热盛则可引起肝胃热盛，心火旺，热盛耗伤津液形成肝肾阴虚及心阴虚。或因先天禀赋不足，素体阴虚，或因饮食失调，过食辛辣、生活失节而伤肾阴，形成肝肾阴虚，肝阳上亢，阴虚阳亢，热盛灼铄津液而生痰，痰气郁结形成瘿瘤。治疗多用疏肝解郁，软坚散结，育阴清热。

一、辨证施治

1. 肝气郁结　烦躁易怒，精神忧郁，脉弦，舌微红或正常。治疗宜疏肝解郁，方用小柴胡汤加减：柴胡12克，黄芩12克，北沙参15克，菊花12克，夏枯草12克，郁金15克，昆布12克，海藻12克，生牡蛎30克，白蒺藜12克。

2. 肝郁化热，肝火亢盛　口干口渴，心悸易怒，头晕目弦，恶热，舌红苔薄黄，脉弦，治宜疏肝清热，平肝降逆。轻者用丹栀逍遥散，重者龙胆泻肝汤加减：柴胡12克，黄芩12克，丹皮10克，栀子12克，白芍10克，夏枯草12克，昆布15克，海藻15克，生牡蛎30克。

3. 肝胃热盛　证见烦热口渴，易怒。脾胃热盛则见消谷善饥，食欲增加。热伤脾阴，水谷精微不能充实肌肤，虽食增而见明显消瘦，热邪伤津耗气，病人多汗软弱无力，舌胖质红，脉弦细数，沉取无力。治宜疏肝清热，佐以养气益阴，方用白虎汤加减：石膏20～30克，知母15克，白蒺藜12克，黄芩12克，柴胡10克，人参3～6克，海藻15克，昆布15克，夏枯草10克，生牡蛎30克，生龙骨30克。

4. 心阴亏损，心火旺　心悸怔忡，心烦失眠，自汗乏力，舌质红，脉细数，促结代。治宜滋阴清热，宁心复脉，方用生脉散合补心丹加减：太子参10克，麦冬12克，五味子10克，生地15克，玉竹12克，柏子仁12克，远志12克，昆布15克，海藻15克，生牡蛎30克，珍珠母30克。

5. 痰气郁结　胸闷腹胀，恶心呕吐，颈部肿大，大便溏薄，苔腻，脉弦滑，治宜化痰解郁，软坚散结，方用：银柴胡12克，昆布15克，海藻15克，夏枯草12克，陈皮12克，川贝10克，当归12克，半夏10克，生龙骨30克，生牡蛎30克。

二、临诊体会

肝郁明显常用柴胡（软毛柴胡或银柴胡），软毛柴胡（即竹叶柴胡）走气分，银柴胡走血分。甲状腺肿大（痰气郁结者）用银柴胡疏肝开窍明目。肝阳上亢肝火旺，久之常引起眼疾，加清肝明目软坚散结之品，如龙胆草、夏枯草、木贼草、白蒺藜。汗多如有口渴，病在阳明加用生石膏；如汗多无口渴，加龙骨、牡蛎、黄芪、防风（玉屏风散不用术）；肝热气滞口渴明显者，用龙胆草合柴胡泻肝之意。

三、病例

1. 刘某，女，25岁，干部，1974年4月11日入院。

初诊：患者低热二个月，气短一个月，自觉恶心，双肩背痛，乏力，汗多，心慌心烦，全身不适。患者表情丰富，双眼略突，双手震颤明显，烦躁易怒，甲状腺均匀肿大，可闻杂音，咽部充血，心率108次/分，律齐，可闻心尖部Ⅱ级收缩期杂音，舌质正常，苔薄白，脉小数，基础代谢率+63%，甲状腺吸^{131}碘功能：2小时53.9%，24小时45.9%。心电图正常。西医诊断：甲状腺功能亢进。中医诊断：瘿瘤。

患者久病伤阴，内蕴积热，宜先养阴益气清热。处方：生地18克，黄芩12克，柴胡12克，夏枯草15克，元参15克，忍冬藤30克，知母12克，乌梅12克，党参15克，当归12克，生石膏25克。

4月19日二诊：患者自觉疲乏，心慌，多汗，心率仍快120~140次/分，血压120/70毫米汞柱，舌质正常苔白，脉小数，仍宗前法。处方：党参15克，柴胡15克，黄芩12克，知母15克，夏枯草15克，忍冬藤30克，生石膏30克，生苡仁15克，生牡蛎25克。

4月27日三诊：仍感心慌乏力，易激动，纳差，低热，二便如常，心率104次/分，治以养阴清热散结。处方：北沙参25克，知母15克，生石膏45克，昆布18克，海藻18克，夏枯草15克，生牡蛎30克，生苡仁15克，浮小麦20克。

四诊：服前方二周后，诸症明显减轻，出汗少，心慌不明显，体温37℃左右，心率80次/分，继服上方三周后体温正常，心率80次/分以下，颈部及心尖部杂音均减轻。上方再服2月后复查基础代谢率降至+10%，心率72次/分，体温正常，心慌已除，体重增加，病情稳定。继服上方，巩固疗效。

9月6日，复查基础代谢率+5%，一般情况好，无自觉不适，活动量加大不感疲乏。

按：本例患者二月来反复外感发烧，气阴较虚，肝胃热亦明显，心慌心烦，易怒多汗，乏力手颤，双眼突出，心跳快，先给予养阴益气清热之剂，以扶正除热，后又在养阴清热的基础上加疏肝软坚散结之品，病情逐渐好转，以致取得较好的疗效。

2. 王某，女，16岁，学生，11757号。

1967年5月29日初诊。患者自1965年11月出现心悸、多汗，畏热烦躁，易激动，疲乏消瘦，既往有关节痛及慢性咽炎扁桃腺炎历史。近来心悸多汗，烦躁消瘦明显，经西医检查诊为甲亢。患者双眼睑震颤，伸舌震颤，甲状腺弥漫性肿大右侧为显著，心率102次/分，律齐，舌光质红，脉弦数，手颤。中医诊为瘿瘤（肝气郁结，肝热内蕴）。

治宜疏肝清热软坚散结。方药：当归12克，白芍12克，柴胡10克，昆布18克，海藻18克，夏枯草15克，连翘12克，栀子10克，薄荷6克，生牡蛎25克。

服上方1个月后诸症减轻，心率84次/分，甲状腺仍肿大，舌质正常，苔薄白，脉弦。继续服药，巩固疗效。

按：本例表现为心悸多汗，烦躁消瘦，甲状腺肿大，属肝气郁结，肝热内蕴之瘿瘤，治疗以舒肝清热软坚散结之剂：柴胡、栀子、连翘、薄荷舒肝清热，当归、白芍活血育阴，昆布、海藻、夏枯草、生牡蛎软坚散结。

脱髓鞘病

脱髓鞘病是一种较少见而难治的疾病。属于中医"风痱"、"喑痱"、"痿躄"的范畴。

病因由气阴两虚或脾肾不足，筋骨肌肉失养，或因外感，邪热入里，痰热郁结阻塞经络而致。

治疗多用清热化痰、活血熄风通络治其标，益气养阴、健脾补肾以扶正固本。

病例1 史某，女，31岁，教员。住院号14120。

患者因右侧偏瘫、尿失禁14天，不能讲话4天于1976年7月9日由某院转来我院。患者发病前二周有头痛头晕、低烧乏力等上感症状，7天后突然眩晕欲倒，卧床不起，次日发现右口角低于左侧、流涎，眼睛发直，眼球不易随意转动，尿失禁。以后逐渐四肢活动无力，以右侧为重，大便失禁。曾到某二个医院检查腰椎穿刺脑脊液，脑电图，脑超声波，均无异常。入院前4天失语，但懂语意，又请宣武医院会诊：脑电图显示右额颞部慢波病灶，广泛中度异常，认为系神经系统弥漫性脑病变，诊断为"脱髓鞘病"，建议用激素治疗，患者及家属不愿接受，而转来我院。

入院检查：体温36.8℃，脉搏68次/分，血压100/70毫米汞柱。神志清楚，发育营养中等，心肺(-)，腹(-)。神经系统检查：颈软，右侧鼻唇沟浅，右口角偏低，额纹存在，运动性失语，双上肢活动无力、迟钝，右下肢肌力Ⅰ级，肌张力低下，左下肢活动迟钝，肌张力低，右肢腱反射弱于左侧。霍夫曼氏征右（+），左（±），巴彬氏征右（+），左（±），高登氏征双侧（+）。脉沉细，舌红少苔且瘦小。西医诊断：脱髓鞘病。中医诊断：风痱，喑痱（痰火阻络）。治疗：清热豁痰，熄风活血。

方药：制南星12克，半夏12克，陈皮10克，菖蒲12克，马尾连12克，黄芩12克，钩藤25克，蝉蜕6克，莲子心10克，桑枝30克，天竺黄10克，鸡血藤25克，威灵仙20克。

川芎1号碱5克加入5%葡萄糖200毫升中静点，每日1次。

服上方9剂后，病情明显好转，已能连续说出几句话，双上肢活动较灵活，右手可执匙喝水。右腿可自行站起，二便基本能控制。

7月31日二诊：服上方20剂，输川芎碱20次后停用。讲话基本恢复正常，可自行翻身，扶物可下地走动数步，唯出现不易控制的发笑、兴奋、欣快感，食纳增加，出汗多，舌黯红，脉沉细，证属气阴两虚，心阳偏亢，治宜养阴益气，活血通络。

方药：生地18克，麦冬12克，五味子10克，石斛12克，党参30克，陈皮10克，半夏10克，茯神15克，葛根15克，当归10克，川芎15克，丹参18克，生芪15克，枳壳10克，鸡血藤18克。

服8剂后，已能自行走动5米左右，生活基本自理，欣快感减轻，仍较易兴奋及紧张，病理反射已消失。9月1日复查脑电图为正常范围。为巩固疗效，继服中药，并静点冠心Ⅱ号一疗程（10天）。

方药：党参30克，生地18克，黄芪18克，麦冬12克，五味子10克，当归12克，川芎12克，丹参18克，鸡血藤18克，陈皮12克，牛膝18克，半夏10克，茯神15克，葛根10克，川断15克。

于1976年9月17日恢复正常，痊愈出院。

按：此例患者病前曾有发作史，舌红、四肢不用而无痛处，二便失禁，失语，临床辨证为痰火阻络，治疗以清热豁痰，祛风活血，经三周治疗，病情明显好转，唯出现不易控制的发笑，欣快感，汗多，舌黯红，脉沉细，临床有气阴两虚，心阳偏亢之表现，再予以养阴益气，活血宁心之剂治疗，以后精神逐渐好转活动增加，病情进一步恢复。在病情稳定的情况下，继给予益气养血、健脾化痰、活血通络之剂治疗，巩固疗效，得到痊愈。

此例初期以清热化痰、活血通络治标为主，恢复期有正虚表现，以扶正祛邪，标本兼治取得进一步恢复，病情进一步恢复后以扶正为主巩固疗效。

病例2 陈某，男，50岁，工程师。

患者1975年9月中旬曾发烧（38℃左右），月底开始走路不稳，夜间尤甚，进行性加重。10月中旬出现语言不清，写字、拿筷不稳，进食呛咳。11月住武汉某医院神经科。当时检查左$V_{1\sim2}$感觉减退，左混合性耳聋，双眼有小幅度水平性眼球震颤，四肢肌力均低，以左侧为重，共济失调亦以左侧明显，Romberg's摇摆不能沿直线行走，腹壁反射，眼底、瞳孔及深浅反射均正常，脑脊液检查正常范围。住院后曾用抗生素、激素及细胞活化剂治疗，70天后病情好转，除直线行走较差，偶觉头昏外，共济失调，眼球震颤基本消失，但停药（激素）第三天头晕明显加剧，共济失调，语言不清又逐渐加重，用激素后，症状又好转。如此曾7次反复。现仍用激素及维生素治疗，出院诊断为脱髓鞘病。

1977年2月3日来我院就诊时仍有头晕，双膝发紧，走路不稳，直线走路困难。Romberg's征阳性，左侧Gondon可疑阳性。脉沉细，舌胖质黯红，苔薄黄。西医诊断：脱髓鞘病。中医诊断：风痱（气阴两虚，风热内蕴，经络闭阻）。治疗：益气育阴、清热熄风、活血通络。

方药：威灵仙18克，葛根25克，丹参25克，生地15克，生黄芪30克，知母12克，黄连10克，陈皮12克，红花6克，百合6克，元参15克，双花15克，蝉蜕6克，甘草6克，鸡血藤15克，珍珠母30克。

1978年9月26日，患者近一年来加减服用上方，诸症均有减轻，病情稳定，未再复发，脉沉弦细，舌胀黯，苔白。再予益气养阴，活血通络清热剂继续服用。

方药：川芎15克，葛根24克，丹参30克，生芪30克，红花10克，当归15克，生地15克，百合15克，知母10克，黄柏15克，陈皮10克，续断15克，忍冬藤18克，仙灵脾18克，威灵仙25克。

按：本例发病前曾有发烧，来诊时走路不稳，四肢无力，语言謇涩，舌胖质黯红，苔黄，证属阴虚内热，风热内蕴伤及经络，兼有气虚，治疗以益气养阴、清热熄风、活血通络，治疗收到较好效果，未再复发。

病例3　牛某，男，42岁，工人，住院号15308。

患者3个月前曾患风湿性心脏病心房纤颤，服用洋地黄治疗。9月初自觉腰酸痛，双下肢无力，但仍能自由活动，9月29日晚睡醒后双下肢无力加重，不灵活，几天后稍有好转。10月3日晚发现双下肢酸重不适，活动受限，逐渐加重不能活动。于1977年10月4日急诊入院。

入院后检查体温36.8℃，脉搏70次/分，血压140/90毫米汞柱。发育正常，营养中等，神清，语言、智力正常。神经系统检查：颅神经正常，三、二头肌反射减弱，腹壁反射消失，左侧提睾反射消失，四肢瘫痪，肌力Ⅰ～Ⅱ级，踝阵挛（+），感觉正常，其他反射未引出。舌黯苔黄腻，脉弦细。脑脊液检查正常。西医诊断：脱髓鞘病，风湿性心脏病房颤。中医诊断：风瘫、心悸（气阴两虚，痰阻血瘀）。治疗：益气活血，健脾祛风。

方药：黄芪20克，当归12克，白术15克，茯苓20克，桂枝10克，赤芍18克，生地15克，葛根20克，肉苁蓉12克，制附片10克，鸡血藤15克，威灵仙15克。

冠心Ⅱ号10克加10%葡萄糖液250毫升静点，每日1次。

10月12日诊：服上方后，症状明显好转，双上肢近端可抬起，肌力Ⅲ～Ⅳ级，下肢活动明显进步，肌力Ⅳ级，腱反射较弱，病理反射未引出，血钾正常，复查脑脊液正常。请外院会诊，认为是不典型之脱髓鞘病。舌黯苔黄，脉弦细。

方药：黄芪18克，当归12克，白术15克，云苓18克，桂枝12克，赤芍18克，葛根18克，苏叶10克，芥穗6克，板蓝根15克，肉苁蓉12克，威灵仙15克，制附片10克。

10月25日诊：昨晚看电视较累又发现双下肢酸重无力，屈伸不灵活，肌力降至Ⅲ级左右，腱反射亢进，可引出双侧踝阵挛，颅神经、感觉系统正常，病理反射未引出。舌质黯，苔薄黄，脉弦细。

上方加全蝎10克，地龙2条。

11月2日诊：近日来病情恢复较快，上肢活动基本恢复，下肢也有明显进步，而左侧欠灵活，舌质淡红，薄黄苔，脉细。上方加益气固表剂。

方药：上方加党参15克，桂枝10克，防风10克。

12月8日诊：近一月来情况较好，双上肢活动灵活，无不适，只觉双下肢活动有沉重感，舌淡红，苔薄白，脉细弱无力。治疗宜加强温肾阳、活血通络之剂。

方药：黄芪18克，川断15克，桂枝12克，牛膝15克，红花10克，白术12克，生地18克，地龙15克，菟丝子18克，巴戟天10克，络石藤10克，鸡血藤15克，仙灵脾12克，肉苁蓉12克，威灵仙25克。

并加用地塞米松治疗。

患者病情明显好转，四肢活动自如。唯走路快时偶有步态不稳。病情稳定后观察一个月未复发，而出院。

按：患者有心悸气短，四肢瘫软无力，脉细，舌黯，苔黄腻，证属气阴两虚，痰阻血瘀，开始用益气活血健脾祛风通络之剂治疗。病情逐渐恢复，但曾有几次因劳累或受凉而引起病情反复，腰及下肢恢复慢，活动无力，治疗是在原方药基础上加益气固表、温阳补肾之药，如党参、防风、桂枝、巴戟天、菟丝子、肉苁蓉等，取得了较好疗效。

以上3个病例，说明本病都有本虚、气血不足或脾肾亏损。诱因多为外感，邪热入里，脾虚热灼津液而成痰热郁结阻塞经络，或阴虚内热而生风，因此标证多为痰、热、风。治疗应辨证施治，急性期多以治标为主，清热、祛痰、熄风、活血通络，或标本兼治。恢复期以治本为主，巩固疗效。

病毒性肺炎

病毒性肺炎是急性传染病之一，流行于冬末春初，散发于四季。它对婴幼儿的危险极大，病程较长，病死率较高，是小儿多发病之一。

一、病因病机

小儿肺炎从临床来看，与中医之咳逆上气、喘满肺胀、马脾风等病证相似。其病位属于手太阴与足太阴两经。其病因之发生，多由于外感六淫之邪气：风、寒、暑、湿所侵，毛窍闭塞，肺气受阻，肺失治节之权，升降不利，不能通调水道，下输膀胱，故气上逆，而水液输化无权，滞留肺中，水热搏结而成痰，痰阻肺气，而见喘憋痰鸣。人为有机的整体，一脏受邪，他脏也同样受制，三焦不利，脏腑之机失和，以致胸腹胀满，甚至肠麻痹等症相继出现。脏真之气相忤，神明失主，出现昏迷抽风之象。肺气失调，表里不和，影响脾胃并病，出现下利作泄。肺金所失肃降镇摄之力，以致肝风内动，肺炎始终在肺。由于肺气郁闭，肺经受制，失去清肃之生理功能，以致气滞血涩，造成三焦与营卫气血升降转运的失常。轻者肺气不宣，重者肺闭。治疗时有兼有夹之各异，更有体质强弱之不同，亦有积滞之差别，所见诸症错综复杂，诸多变化并有失治、误治之逆，殊难尽述。

二、辨证施治

可言其原则，略具规律，不可能尽言其变耳。言其治法，本着寒则温之，热则清之，虚则补之，实则泻之，风则疏之，湿则渗之，闭则宣之，滞则行之，表里合病则双解之，虚实互见，则攻补兼施。寒热搏杂，则温清并行。至于失治、误治者，为逆为坏，则以救逆救误，随症施治。观察病之新久，体之强弱，或闭或脱，错综复杂者，辨证论治，从之逆之，调之和之，即此尽矣。临床严密观察病机，灵活运用。兹将临床常见之病类，证治列下。

（一）正治法

1. 风邪

（1）风热：发热口渴，面赤，咳逆上气，无汗或汗出不彻，微烦，舌赤，薄白苔，唇干，脉浮数。

治宜辛凉解表，方宜选用桑菊饮或银翘散合葱豉汤加僵蚕，以下诸方以1岁儿剂量为依据。

①桑菊饮：桑叶6克，菊花3克，连翘4克，杏仁4克，桔梗3克，牛蒡子4克，薄荷2克（后下），生甘草1.5克，鲜芦根10克，僵蚕4克，葱白2~3寸（后下）。

②银翘散：银花6克，连翘4克，杏仁3克，桔梗3克，牛蒡子4克，僵蚕4克，苇根16克，竹叶6克，淡豆豉12克。

表闭抽风，加钩藤4克，蝉衣3克。苔白腻，加淡豆豉9克，以宣发郁热。里热重便干苔黄腻，加黄芩3克，苡仁6克。喘憋痰多，加炒莱菔子4克，前胡3克。舌红无苔（将入营之势），加元参6克，麦冬6克，郁金3克，竹叶3克。

（2）风寒两感：发热无汗，鼻塞身重，咳嗽微喘，痰涎壅甚，而多稀痰，舌质淡红，薄白或微腻苔，脉浮数有力。

治宜微温微辛法，方可选用杏苏散合葱豉汤，若病儿体虚，可酌用参苏饮：苏叶3克，杏仁4克，前胡3克，法夏3克，化红3克，枳壳3克，桔梗3克，茯苓6克，甘草1克，生姜2片，大枣2个。

便溏腹满，去大枣、甘草，加焦楂3克，麦芽3克。表闭抽风，加僵蚕4克，钩藤4克，蝉衣3克。体虚，加沙参6克，葛根4克（参苏饮）。呕吐，去杏仁、甘草，加香附3克（香苏饮）。

（3）伤风兼微寒：发热，面色青白，有汗，咳嗽，身重，痰不利，腹满微喘，口不渴，舌质淡，薄白苔，脉浮而缓。

治宜辛温疏散，方可选用桂枝汤加减：粗桂枝1.5克，杏仁3克，炙甘草1.5克，生姜2片，大枣1个，炒苏子3克，远志3克，化红3克。

2. 寒邪

（1）寒郁表闭：发热，无汗而喘，气促发憋，面色青白，痰多清稀，舌质不红，苔白，脉浮有力，或见紧象，或浮数。

治宜辛温解表，方可选用麻黄汤，或三拗汤加葱白：麻黄1.5~2克，杏仁3克，甘草1克，葱白2~3寸。

面青，加僵蚕3克。喘憋痰多，加前胡3克，桔梗2克。用在重症喘息型细菌性肺炎，其效迅速。

（2）表邪内陷里寒：发热微喘，腹胀满，下利清稀，脉浮，苔白，属寒者，宜用桂枝加厚朴杏仁汤：桂枝2克，芍药3克，炙甘草1.5克，生姜2片，大枣2个，厚朴3克，杏仁3克。

（3）表邪内陷里热：发热而喘，下利粘臭，胸满脉促，苔微黄，属热者，宜用葛根芩连汤：葛根6克，黄芩2克，黄连1.5克，甘草3克。

加姜枣以调和营卫。腹满下利、虚烦、无汗，加葱白2寸，淡豆豉9克，栀子3克。

（4）外寒内饮：发热，面色青白，胸胁满，心下有水气，痰盛，倚息无汗，或呕或利。舌质淡，苔白腻，脉浮数或浮滑。宜选用小青龙汤加减，或选用射干麻黄汤。

①小青龙加石膏汤（患儿有汗）：麻黄根1.5克，桂枝1克，芍药1.5克，五味子10枚，细辛1克，清半夏3克，干姜1克，大枣2个，生石膏6克，杏仁10个，炙甘草1.5克。

②射干麻黄汤：射干2克，麻黄1.5克，细辛1.5克，五味子30枚，干姜3克，大枣3个，紫菀2克，半夏3克。用在喉间稀痰，如水鸡声，见效显著。

（5）表寒里热：发热喘憋，口渴或不渴，烦躁，无汗或有微汗，舌质红，苔微黄或白而微干，脉浮数有力或滑数，宜选用麻杏石甘汤，或越婢汤，或厚朴麻黄汤。

方：在三拗汤内加生石膏10~12克。

喘重，加炒苏子3克以降气。腹满，加莱菔子4.5克，以宽中下气。肺热甚，加桑皮4.5克，以泻肺实。喘重痰多，加葶苈子3克，大枣3个以泻肺水。抽风，加僵蚕4.5克，钩藤4.5克。舌红少津口渴，加玉竹6克，花粉6克。正虚神昏，加洋参3克，菖蒲3克。

（6）表邪内陷里结：发热腹满，按之痛，无汗，大便干，舌质红，苔黄腻，脉浮滑或沉数。

宜用小陷胸汤加味或合瓜蒌薤白汤。

瓜蒌仁10克，黄连1克，半夏4.5克。

大便干加薤白6克，枳实3克。

3. 暑邪

（1）暑风伤肺：发热，头胀，脘闷，咳嗽，气呛，无汗或有汗，舌质淡，苔白滑，脉浮数。

治宜祛暑疏风，可与香薷饮加味：香薷3克，银花连叶6克，连翘4.5克，扁豆花6克。

热甚尿黄，加黄连1.5克，六一散6克。腹满，泄泻湿盛，加茯苓6克，甘草2克，建曲3克。神昏无汗，加僵蚕3克，藿香3克，葱白3寸。

（2）暑湿下利：发热胸腹满，下利清稀，溲短或呕吐，舌质红或淡，苔滑腻，脉浮滑，可酌用加减正气散，或六和汤和六一散加减。

（3）伤暑：发热咳嗽，神呆，面黄，舌红少津，腹满，脉沉数无力，选用仿王氏清暑益气汤化裁：洋参4克，麦冬3克，黄连1.5克，竹叶4克，鲜芦根9克，牛黄散1.5～3克。无汗加淡豆豉9克。

4. 湿邪

（1）湿郁（邪）肺闭：发热，无汗，神呆或神昏，咳而腹满微喘，痰涎多清稀或稠粘，或兼下利，肢微凉，舌质淡，苔腻，脉沉数或濡。

治宜清宣肺气开闭法，方可选用千金苇茎汤加减：冬瓜仁9克，杏仁3克，苡仁3克，苇根15克，前胡3克，桑皮6克，炒苏子4克，麦芽6克，通草3克。湿热甚加茵陈9克。

（2）湿热肺闭：发热汗出不透，微喘，咳痰清稀，神呆，或身有白痦，舌质淡或淡红，苔白腻，脉滑数，治宜通阳理湿法，方可选用：

①薏苡竹叶散：薏苡9克，蔻壳3克，杏仁3克，竹

叶6克，滑石9克，通草3克，茯苓皮6克，豆卷9克，黄芩3克，荷叶6克。

②竹叶石膏汤，或用于清余热：竹叶6克，生石膏1克，沙参6克，寸冬3克，茯苓6克，法夏3克，粳米9克，炙甘草3克。

（二）治变法

1. 气逆而喘

发热，或无热而喘，无表里证，亦无盛实盛虚者。脉沉滞或沉滑，胸腹气胀满，无矢气。

治宜降逆化痰，方可选用：

（1）苏子降气汤合三子养亲汤：炒苏子3克，半夏4克，炙甘草1.5克，化红3克，前胡3克，厚朴2克，桂枝1.5克，生姜2片，当归2克，莱菔子4克。

若痰甚，苔白无热时，用导痰汤。若痰甚，苔黄便结者，用礞石滚痰丸。喘满欲呕，宜小半夏汤加味，为升降开闭法：人参6克，半夏6克，生姜2片，葱白3寸。若脉微虚，便滞者，合大半夏汤。

（2）旋覆代赭石汤：肝气上逆，噫气不除，心下痞硬，选用此汤，合二陈：云苓6克，法夏3克，陈皮3克，旋覆花6克，代赭石6克，麦芽6克，生姜2片。

伴吐加竹茹3克，镇逆加龙骨9克，牡蛎9克。

2. 邪正相搏，正不胜邪

（1）火逆而喘：发热，或身热不高，喘急，或咳逆上气，咽喉不利，面赤或青，汗出，舌质红，无苔，脉细数无力。

治宜止逆下气，宜麦门冬汤加减：沙参6克，麦冬4克，半夏3克，粳米9克，炙甘草3克，大枣2个。

腹满去大枣、甘草。阴虚加石斛9克，玉竹6克以生津。有痰加贝母3克，远志2克，化红3克。气虚加洋参3克，诃子2个，五味子1.5克。表邪不显，肺闭未开，佐以射干3克，紫菀2克。

（2）里虚，而有表邪：发热无汗，或头凉汗，腹满，肢浮肿，咽中痰甚，下利不止，便清稀，溲短，面色青黄或灰黯，舌质淡，苔灰腻，或黑润，渴思热饮，脉沉弱或濡。

治宜温中解表，方可选用桂枝人参汤加减：洋参3克，炒白术3克，干姜2克，炙甘草3克，桂枝3克，法半夏4克，橘红2克，茯苓6克。

参术健中气，干姜温中，使中焦功能健全后，才能使中阳升上来，使桂枝发挥其解表之功。

（3）气液两伤：热或无热，气短羸弱，汗出或面㿠白，少神，脉数虚无力。

治宜养阴扶正，方可选用生脉散加味，或三甲复脉汤加减。

①生脉散：沙参9克，麦冬4克，五味子1.5克。

神昏痰阻，加远志2克，菖蒲2克。心气不足，加炙甘草1.5克。欲脱者，加龙骨9克，生牡蛎9克。本体阴不足，加清阿胶6克。久病肺虚，加诃子肉6克。音哑，加射干2克，蝉衣3克。营卫不和，加姜枣。汗多，加浮小麦9克。口渴，加花粉6克。舌红，肺热甚，加知母1.5克，芦根9克。见风痰，加竺黄3克，川贝3克，蛤壳9克。脾肺两虚，合六君子汤。咳重，加紫菀2克，杷叶1克。舌面光亮无苔，加生稻芽9克，以升发胃气。

②三甲复脉汤：干生地12克，清阿胶6克（烊化），麦门冬6克，炙甘草9克，龙骨10克，远志4克，龟甲24克，牡蛎12克，白芍10克，炙鳖甲12克，党参10克，童便

30毫升，鸡子黄一个（兑入），浓煎300毫升，2日量。

（4）厥逆（此属寒厥）：体质羸弱，面青不泽，短气不足以息，有热或身无热（体温低于正常）或下利或汗出，小便少，色不黄，四肢不温，或四肢微肿，口干不渴，舌质淡，无苔，脉微细欲厥，或沉弱无力。

治宜温阳益气，方可选用：

①参附汤（合生脉散）：洋参4克，附子3克，菖蒲2克。

②通脉四逆汤加减：洋参4克，熟附子4克，干姜3克，甘草3克，葱白2寸（后下）。

（5）阳虚欲脱：面青，喘息上气，神呆，睛定，冷汗出，四肢厥逆，舌质淡，或舌短而冷，脉微弱欲绝，或不可触及。

治宜回阳固脱，方可选用参附汤，或四逆汤，若下利不止，干呕而烦者，乃阴阳格拒，可与白通加童便猪胆汁汤加味，或用以下通阳方。

附子3克，干姜3克，葱白（连须）3寸。

（6）阴虚欲脱：身热短气，汗出喘息，或颌动，或下利，或音不出，面青唇紫，舌质红无津，脉微细欲绝。

治宜益气固阴，方可选用独参汤或生脉散，并酌佐以诃子2个，阿胶6克，龙骨9克，牡蛎9克。

（7）内闭外脱：身热无汗，音哑，气息微弱，腹满，皮肤甲错，舌红，面青，下利，脉数急，邪热内陷，正气已衰。

治宜救阴宣闭法，方可选用参麦汤加味：洋参3克，寸冬6克，诃子3个，苇根15克，竹叶6克，葱白2寸。

（8）久病伤阴，肝风欲动：身热或无热。面不荣，皮肤枯燥，气短，痰阻，肉瞤惊惕时作，舌质红无苔，脉弱而无力。

治宜育阴熄风，可与大小定风珠加减：龙骨12克，牡蛎12克，石决明12克，珍珠母12克，玳瑁6克，沙参9克，竺黄6克，菖蒲3克，远志3克，龟甲15克。

（9）肺闭虚证：病久，高热无汗，咳嗽喘憋，面青白，舌红无苔，脉数虚。

①气阴两伤，已见内闭外脱之象，治宜生津益气开闭法：玉竹6克，菖蒲3克，麻黄2克，杏仁6克，生石膏9克，甘草2克，知母2克，生姜2片，大枣2个。

②喘而痰多，益气降逆开闭法：玉竹9克，诃子肉9克，前胡3克，桔梗3克，化红2克，炒苏子3克，射干1克，葱白3寸。

③热邪入胞络，治宜益气开闭法：洋参9克，牛黄散3克，分5次冲服。

④痰闭包络，宜清热理痰开闭法：竹叶3克，生石膏9克，半夏4克，西洋参3克，粳米9克，炙甘草1.5克，贝母3克，九菖蒲1.5克，麦冬3克，竹茹3克。

3. 调理善后

（1）汗后腹胀满，漐漐出汗，表解后，见腹满，低热，日下利2～3次，舌淡红无苔，仍发憋有痰，病属表气已通，里气未和，选用厚朴生姜半夏甘草人参汤：厚朴3克，生姜3片，清半夏3克，甘草1.5克，沙参6克。

低热加竹茹3克。发憋加炒苏子3克，杏仁4克。脾胃未和加沙参或党参6克，麦芽3克。痰多加化红2克。

（2）脾胃未和，表解后，咽间有痰，舌不红，脉缓或滑，主以二陈汤加味：法半夏4克，化红3克，茯苓

6克，炙甘草2克。

咳重，加杷叶6克，杏仁4克。肺气虚，加五味子1克，诃子2个。舌红肺热，加桑皮6克，贝母3克。喘促有痰，胸腹微满，加炒莱菔子6克，贝母3克。脾肺两虚，加党参6克，炒白术3克（六君子汤）。咽间痰多，加南星2克，枳实2克（导痰汤）。虚烦不眠，加竹茹3克，枳实2克（温脾汤）。营卫未和，加生姜2片，大枣2个。病后吐，加生姜2片，竹茹3克（小半夏汤）。内有积滞，加莱菔子4克，焦楂3克，麦芽3克（保和丸）。

（3）汗后虚烦：解表后心中懊侬，烦不解，舌淡红，属虚烦，栀子豉汤主之：栀子3克，淡豆豉9克。

少气加生甘草3克。呕吐加生姜2片。腹满加厚朴3克。

（4）余热未尽：汗后，身热不高，少气欲呕，咽干口渴，津液不足，舌红苔少，脉数或虚，主以竹叶石膏汤（同前见湿邪段内）。

（5）脾阳下陷：病后，泄泻不止，便色黄，有水，舌淡无苔，两眼下陷，脉不数。

治宜升阳益气为主，可用补中益气汤：党参6克，白术3克，茯苓6克，炙草2克，黄芪6克，陈皮3克，升麻1克，防风1.5克，粉葛1.5克，生姜2片，大枣3个。

（6）胃气未复，病后呕吐，尿少，舌淡无苔，脉缓，主以小半夏汤加茯苓汤：半夏6克，生姜2片，茯苓6克，竹茹3克，杷叶6克。

三、临诊体会

1. 使病毒性肺炎治愈率提高，主要依靠正确的辨证论治　我们所收治者，常是重症病例，且以失治误治者多。仔细分辨病因，从变化万端的矛盾中，抓主要矛盾，随时调整矛盾的统一，从整体出发，扶正去邪，使机体逐渐战胜病邪。

有人将病毒性肺炎多视为热性病，属温病范畴，通过临床观察，一部分确属热性病，但也有一部分属寒性病。在治疗中，根据病因，采用辛凉或辛温法。对其他失治或误治以后的重症病例，多采用救逆法，救逆法中也包括有辛温与辛凉。

小儿为稚阳之体，易虚易实，易寒易热，病随体异。阳盛时，感寒易热化；而阳不足时，感温也易寒化。小儿禀赋阳不足（肺阳虚），或因病初期，热未入里时，不适当地投以苦寒之品，致伤正阳，而使肺阳虚。当阳将脱时，临床见到病毒性肺炎合并呼吸循环障碍，表现为唇淡舌淡，脉沉弱无力，此时须温阳扶正以救逆。

2. 辨病因　病毒性肺炎是流行性疾病。应从以下几个方面找病因：①季节性。②禀赋体质的强弱。③食滞问题，有无食积病史。

在病的较早期，以去外因为主，又重视季节性，人与自然环境是一个统一的整体，每因气候的常变，治疗时也有所不同。如 1958 年冬天，应寒而反温，当时病毒性肺炎流行时表现舌质红，苔黄，重用凉解法，1961 年春，应温而反寒，病人表现为舌淡苔白的多，故用辛凉法，且春温、夏热、长夏暑湿、秋燥、冬寒，随季节不同，用药也应兼顾。冬月多辛温，如麻黄、桂枝；夏月多用芳香如香薷、藿香。但冬亦也见温病，夏亦见伤寒，故用药更应灵活。此外体质上临床更见到胖娃娃，一般多属湿重，感受肺炎后，舌质常不红，且多湿痰，治宜温化。瘦体多火，多舌红。

重视有否食滞。小儿胃肠道脆弱，生后母乳不足，改用牛奶或糕羹粉者，易食滞，停食着凉后发生肺炎，常见皮肤有汗而腻苔，治以保和丸烧亦退。

宣透法为主。救治时以祛邪为主，重用麻黄、桂枝、苏叶、香薷、豆豉、葱白及生姜，在可能情况下，尽早求得表解，此六味药共同特点为：有辛温、辛平而微温，同为解表药，辛入肺，肺恶寒，肺经主开，当肺气郁闭时，气滞血涩，只有辛散能早日为病邪谋出路，外邪由皮毛入，再从表引出，是为捷径。对晚期病例，只要还有一分表邪在，就加豆豉等，希望从表解。

对出汗要有正确认识。腺病毒性肺炎，除哭闹时有汗（急汗），佝偻病出汗（头汗）外，身上多灼热无汗，待服宣透表散药后，是漐漐汗出，持续性地微汗出透，必须从头到下，直达手心与足底，摸汗时，有粘稠感，更不是西医的一般解热药后所见到的大汗。每当病儿到此汗出，病多告愈。

3. 辨证要点

（1）辨风寒风热：小儿不会叙述病情，医生应当知道辨别病情。风寒证见恶寒喘，面色不红，舌淡苔白，口不渴，脉浮紧。风热证见身热，无汗，口渴，脉浮数。临床对婴幼儿辨证时，注意以下几点。

①恶寒者：当凉手摸病儿的前额或手时，见患儿回避；当手搽温后去摸，则呈喜相，而在恶热时，呈喜凉相。

②辨口渴：喂水时摇头不喝，为不口渴；一喂就咽下，连喝数匙不拒绝为口渴。

③辨脉：小儿手小，寸关尺之部脉亦短，紧脉不易见，凡摸到浮长的脉，即为紧象。

④辨舌质：湿重之体多舌淡，瘦体多火，多舌红，平人舌平红，红得自然，而病时舌红常较深。若舌红不少津，同时有其他寒象者，亦当风寒论。

（2）辨抽风：有表邪时，尤当病的早期，即见抽风，为太阳有病，则以解表为主，佐以僵蚕、钩藤，解表后抽风自止。误表后，汗出过多，肺虚肝旺，热甚伤津，肝风内动，主以大小定风珠或救逆汤，常在病的后期发生。肺炎的神昏谵妄，多属痰阻包络，用竹茹、胆星、九菖蒲，开包络之痰闭。热入包络，除神迷抽风外，可见正虚邪实，而见热象，则用洋参与牛黄散。

（3）辨腻苔：因病情不同，腻苔的表现也不相同。如肺气受阻，可见腻苔，多在舌中心及前半。在胃肠消化功能不好时，腻苔多在舌心及后根。夹湿时见腻苔，多在舌的表面，面积较大。在外邪入里时，苔腻且黄，紧连在舌面。

（4）辨伤阴：主要发生在肺炎的后期。表现为舌红，口渴，脉沉细数。若舌红，后根见少许苔，为夹湿。凡养阴之品多为滋腻，以养阴之中兼以利湿，如养阴增液以三甲复脉汤为主。

（5）辨喘憋：中西医对喘的认识不完全相同，中医对喘可分作12个方面：

①气粗：病毒性肺炎病儿，每当高热时，鼻翼煽动，出现气粗，是呼吸增快的表现，同时具有表证，如有舌淡苔白，脉浮数，身无汗，则以杏苏散解表后，烧退气粗即止。

②息促：常在肺气不下降时引起，常伴有腹气胀，舌淡苔白，无明显表里证，而呼吸增快100次/分以上，多合并营养不良或重症佝偻病者，因呼吸功能代偿不全

引起，以苏子降气汤为主。

③喘（中西医共同语言的喘）：有风寒肺闭喘及风热肺闭喘之不同。

④痰饮喘：患儿素有喘息，咽间痰阻，今新感病毒性肺炎，为外寒夹内伤所致喘。

⑤肺虚喘：表解，高热已退，微喘有痰，舌淡或红无苔，脉虚，二陈汤加诃子肉。

⑥心气不足，肺气阻塞作喘，往往合并先天性心脏病者，常同时表现唇中色黯，舌红无苔，脉数虚，喘而咽间有痰，主以生脉散加龙骨、牡蛎、远志、菖蒲。

⑦哮：多在肺炎恢复期，咽中有痰作响，舌不红，脉缓或滑，主以二陈汤加杷叶、杏仁。

⑧ 憋：由于痰阻气道不通畅，使呼吸不均匀，常伴胸满，主以三子养亲汤加味。

⑨咳逆上气，喘满痰阻，表已解，当舌红少津无苔时，脉数，病久正气已虚，主以麦门冬汤。

⑩少气：常出现在重症肺炎的晚期，由于短气不足以息，因气虚，舌淡苔少，脉无力，身有微汗，主以生脉散加味。

⑪喘而汗出：在表未解而服凉药，协热下利，脉数，舌红薄黄苔，主以葛根芩连汤。

⑫气逆：在肺炎的晚期，并有高度肺气肿或支气管扩张时，表解后，心下胀满，噫气不除，此由气逆之故，主以旋覆代赭石汤以平气降逆。

四、病例

1. 李某，男，5 个月，病历 220593。

因高热咳嗽 10 天由外院于 1961 年 4 月 10 日转来院。入院时已心力衰竭，确诊病毒性肺炎。当时患儿体温40℃，身热无汗，面色灰青紫，喘憋咳嗽，肺部叩浊，有广泛水泡音及管状音，舌红无苔，脉虚数，咽拭子培养分离出Ⅲ型腺病毒。证属肺闭。主用中药治疗，予辛通温开法：射干麻黄汤合二陈：茯苓6克，半夏3克，化红2克，炒苏子2克，前胡1.5克，射干1.5克，细辛1.5克，五味子10个，紫菀2克，生姜2片，大枣2个。2剂后全身微汗，体温降至正常，咽间痰减，病即好转。

2. 罗某，男，3岁，病历219099。

因持续高热14天于1958年12月22日入院。入院时体温39.3℃~40℃，胸满咳喘，烦躁间有嗜睡，已4日未解大便。检查：神呆，项强，肺部叩浊，满肺水泡音，肝于右肋缘下5厘米，胸透肺部实化变，舌红黄腻苔，白细胞偏低。确诊病毒性肺炎。辨证热由痰火郁结，宜开胸中之闭，以还肺气，小陷胸合化积汤：瓜蒌9克，枳实4克，尾连2克，薤白6克，花粉6克，麦芽6克，豆豉12克，莱菔子12克。连服2剂后，大通便利，排出黑色粘涎分泌物许多，腹满减，体温渐降38℃，在上方中加葱白2寸，又服2剂，体温降至正常，自觉症状缓解，热退病情好转。

3. 付某，男，10个月，病历198058。

患儿已高热15天病情加重而接受治疗。当时病儿体温39℃~40℃，咳呛重，指端青紫，烦躁间嗜睡，而肺广泛湿性啰音，肺部实化变，咽拭子培养分离Ⅲ型腺病毒，确诊病毒性肺炎。辨证认为属误治之列，投苦寒药过多，中阳受伤，下利不止（便色青黄水液，尿少，口渴舌红黑腻苔，脉细无力）而表未解。故此用桂枝人参汤，重在解表，只有温中，即调整消化功能，健全中土后，机体抵抗力增强，才能使邪从表解。方用洋参3克，炒白术3克，干姜2克，炙甘草3克，桂枝3克，半夏4.5克，橘红2克，茯苓6克，服3剂后，大便次数减，黑腻苔减。再服2剂体温降至正常，黑腻苔消，利止而愈。

4. 邹某，女，1岁，病历215587。

因热高下利12天入院。患儿咳嗽，嗜睡间烦躁，胸腹满下利，面灰，肺叩浊，叩诊两肺广泛水泡音，胸透肺部实变，舌红苔灰白，脉数，诊断重症病毒性肺炎。证属表邪内陷阳明太阳，且肺气郁闭，治宜千金苇茎汤加减，上焦得开后，下焦得治。方用药：冬瓜仁12克，杏仁6克，苡仁12克，苇根9克，竹叶6克，桑皮6克，茯苓皮6克，通草3克。2剂后体温略降，病情稍有好转，认为病尚在气分，原方去桑皮，加麦芽9克，薤白3克，葱白1寸，前胡3克，2剂后利止，高热退，皮肤见润汗。

附：常用方剂

（一）正治法（治常）

1. 辛凉法

①辛凉解表法，如桑菊饮加葱豉。

②表里双解法，如麻杏石甘汤。

③清肺胃法，如竹叶石膏汤。

④辛凉佐以辛温法，如新加香薷饮。

⑤清暑法，如清暑益气汤。

⑥通阳理湿法，如薏苡竹叶散。

2. 辛温法

①辛温解表法，如小青龙汤、射干麻黄汤、葛根汤。

②调营卫解肌法，如桂枝汤、桂枝厚朴杏子汤。

③微辛微温轻解法，如杏苏散。

④解表和里法，如香苏饮、二陈汤加姜葱。

⑤清定法。

⑥宣闭法，如千金苇茎汤。

⑦降肺气化痰，如三子养亲汤合二陈、苏子降气汤。

（二）救逆法（治变）

①清里解表法，如葛根芩连汤。

②开胸利痰法，如小陷胸加枳实汤。

③降逆气化痰法，如旋覆代赭石汤。

④升阳益气法，如补中益气汤。

⑤养阴清热法，如三甲复脉汤、沙参麦门冬汤。

⑥清营解毒法。

⑦扶正祛邪法，如六君子汤合生脉散。

⑧温中解表法，如桂枝人参汤。

⑨调和肝脾法，如椒梅汤。

更年期症候群

更年期症候群是人开始衰老，脏气功能失调，冲任空虚，天癸将竭而出现的一些症状。人的生长从阴而生，自下而上，故称为气在下，好走好趋好步者，春夏生地之气也；而人的衰老，从上而下，自阳而阴，故肝始衰而心，心而脾，脾而肺，肺而肾，好坐好卧者，秋冬收藏之气也。肌肉坚固，血脉盛满，是少阴、阳明之气盛。腠理空虚，发须颜白，是阳明少阴之气衰。《灵枢经·天年》曰:“五十岁，肝气始衰……六十岁，心气始衰……七十岁，脾气虚……八十岁，肺气衰”。说明人之衰老先由肝开始，然后心、脾、肺、肾渐衰。女性45岁、男性50岁左右，肝脏始衰，肝阴虚，肝血亏，肝开窍于目，肝血虚则目不明，肝阴虚，肝阳上亢，肝气郁滞，容易发生情志改变、血压波动不稳、易出汗，冲任空虚，月经失调。肝肾同源，肝虚继则出现肾虚，如腰酸腿软、头晕乏力等，治疗一般以滋补肝肾、平肝降逆等法调理之。

一、辨证施治

1. 肾阴虚　头晕耳鸣，腰酸腿软，易出汗，手足心热，月经不调，舌红苔薄，脉沉细，治宜滋阴补肾六味地黄丸合百合知母地黄汤加减：生熟地各10~12克，丹皮12克，茯苓12克，泽泻12克，山萸肉10克，女贞子12克，枸杞10克，百合12克，知母10克。头晕明显加菊花10克。

2. 阴虚阳亢　肾阴不足，肝阳上亢，头晕头胀，烦躁易怒，二胁胀痛，睡眠不实，腰酸腰痛，月经不调，血压有时偏高，舌红苔薄黄，脉弦细，治宜滋阴平肝，六味地黄丸合逍遥散、一贯煎加减：柴胡10克，当归12克，杭芍12克，茯苓15克，泽泻12克，葛根15克，菊花12克，生地12克，女贞子12克，丹皮12克。

3. 肝阳化火　头晕头痛，面红目赤，烦躁易怒，尿赤便秘，月经失调，血压升高，脉弦苔黄腻。治宜平肝清热，天麻钩藤饮加减：天麻10克，钩藤12~15克，黄芩10克，葛根12~15克，生石决明30克，夜交藤20克，生地20克，草决明15克，女贞子12克，知母12克，牛膝

10克，川断12克。

4. 肾阳不足　畏寒喜暖，腰膝酸软，四肢怕冷，女性经闭或男性阳痿，苔薄，脉沉细无力，治宜温补肾阳，桂附八味丸合五子衍宗丸加减：附片10克，肉桂6克，熟地12克，山萸10克，丹皮12克，茯苓12克，菟丝子15克，枸杞子12克，女贞子12克，杜仲10克，桑寄生12克，补骨脂12克。阳痿早泄重者加仙茅12克，仙灵脾12克。

二、临诊体会

1. 更年期症状多，变化大，但万变不离其宗，根本原因为肾虚（肾阴虚或肾阳虚，或阴阳俱虚）。故治疗以补肾为主，治疗其他兼症为辅。某些病人肝郁、肝火症状明显时用疏肝理气，平肝清热治标，但不宜久用。一般情况下更年期肝郁、肝火不用苦寒泻火药如龙胆草、栀子、大黄之类。

2. 更年期症候群持续时间因人而异，许多人表现轻微，症状不重。而甚者则心中懊侬，烦闷甚重，持续时间也长，故临床上常配合服用丸药，常用有以下几种（见表2）

3. 更年期症候群辨证加减常用药物：①补肾阴：生地、女贞子、旱莲草、龟甲。②补肾阳：附子、肉桂、鹿茸、补骨脂、巴戟天、肉苁蓉、杜仲、仙茅、仙灵脾。③滋阴：沙参、玄参、百合、天冬、麦冬。④平肝：钩藤、天麻、石决明、珍珠母、龙骨、牡蛎。⑤降逆：旋覆花、代赭石。⑥宽胸理气：瓜蒌、薤白、半夏。⑦清热：银花、连翘。⑧养心安神：柏子仁、枣仁、远志、夜交藤。⑨和胃：玫瑰花、佛手。⑩活血：丹参、川芎、赤芍。

表2　更年期常用丸药

药　品	主 要 成 分	功　用
六味地黄丸	熟地、山萸、山药、丹皮、茯苓、泽泻	滋阴补肾
杞菊地黄丸	六味地黄丸加枸杞、菊花	补肾明目
金匮肾气丸	六味地黄丸加肉桂、附子	温阳补肾
五子衍宗丸	菟丝子、枸杞子,车前子、覆盆子、五味子	补肾涩精
首乌延寿丹	首乌、菟丝子、杜仲、豨莶草、牛膝、女贞子、桑叶、桑椹、双花、生地、旱莲草、金樱子、黑芝麻	补肾延寿
逍遥丸	柴胡、当归、白芍、茯苓、甘草、生姜、薄荷	疏肝理气
河车大造丸	紫河车、人参、生地、杜仲、天冬、麦冬、龟甲、黄柏、茯苓、牛膝	滋阴补肾
右归丸	熟地、山药、山萸、枸杞、杜仲、附子、菟丝子、肉桂、当归、鹿角胶	温阳补肾
天王补心丹	生地、五味子、当归、二冬、柏子仁、枣仁、人参、玄参、丹参、茯苓、远志、桔梗	滋补心肾

三、病例

1. 李某，女，50岁，工人。

1975年4月8日初诊：2年来情绪易激动，紧张时口麻，四肢颤抖，眩晕耳鸣，心慌胸闷，手足热，口干不欲饮，月经前后无定期，便干，舌淡苔白腻，脉沉弦细，血压110/70毫米汞柱。证属肝阴虚，肝郁气滞，治以养阴平肝宁神。处方：生地18克，百合12克，旋覆花3克（包），党参15克，川芎12克，远志10克，菖蒲12克，郁金12克，香橼皮10克，玫瑰花12克，珍珠母30克，甘草10克。

4月20日二诊：前方服10剂精神好转，头晕、胸闷轻，仍有手足心热，口干，舌淡苔薄白，脉沉弦细。

仍宗上法，加沙参12克，代赭石15克。

5月6日三诊：服上方后精神紧张，四肢颤抖之症已除，手足心热轻，胸闷基本好转，便稀，舌淡苔薄白，脉细略弦，上方继服，巩固疗效。

2. 贾某，女，48岁。

1977年9月15日初诊：出汗较多，头晕头痛，胸闷心悸，失眠，苔薄黄，脉弦细。血压128/78毫米汞柱。证属肝郁，肝气上逆，心肾不交。治以平肝降逆，养心安神。处方：党参15克，旋覆花10克（包），代赭石12克，丹参18克，黄芩12克，薤白12克，瓜蒌18克，川芎12克，黄柏10克，郁金15克，菖蒲10克，远志10克，炙甘草10克，生麦芽18克。

9月29日二诊：前方服后，胸闷出汗减轻，仍有头痛，上腹不适，苔白，脉沉弦。处方：旋覆花10克（包），代赭石15克，党参15克，百合15克，生地18克，知母12克，佛手12克，玫瑰花10克，瓜蒌18克，马尾连10克，半夏10克，丹参18克，生牡蛎18克，生麦芽18克。

11月1日三诊：进上方后已不出汗，眠佳，苔薄白，脉沉细。处方：党参15克，丹参18克，旋覆花10克（包），代赭石10克，佛手12克，玫瑰花10克，菖蒲12克，香附12克，生地15克，知母10克，远志10克，川芎12克，川断18克。

老年人的补肾法

目前认为人至65岁就算进入老年期了。在我国医籍中也记载，人至半百五脏始衰。如《素问·上古天真论》曰:“女子……七七，任脉虚……天癸竭。(丈夫)……五八，肾气衰……六八，阳气衰竭于上……七八，肝气衰……八八，则齿发去”。在平时常见一些人虽然年逾花甲，仍神采奕奕，老当益壮，然而也有不少人，未老先衰，壮年罹患老年病。这与个人身体素质、生活条件及个人能否自觉适应外在环境有关系。《素问·阴阳应象大论》曰:“能知七损八益，则二者可调，不知用此,则早衰之节也。”《素问·上古天真论》曰:“其知道者，法于阴阳，和于术数，食饮有节，起居有常，不妄作劳，故能形与神俱，而尽终其天年，度百岁乃去。今时之人不然也……以酒为浆，以妄为常……不知持满，不时御神，务快其心，逆于生乐，起居无节，故半百而衰也。”人是整体，人之衰诸脏皆衰，然有先后轻重之不同。《灵枢经·天年》讲:“五十岁，肝气始衰，肝叶始薄，胆汁始灭，目始不明。六十岁，心气始衰……七十岁，脾气虚……八十岁，肺气衰……九十岁，肾气焦，四脏经脉空虚”。

在人的衰老进程中，一般认为肝肾先衰，而肾之衰又为关键。肾为先天之本，是一身真阳真阴之所在，为性命之根本。肾脏衰则五脏之气皆衰，所以老年人表现，多见气虚阳虚，血亏少津，动作缓慢，思维较迟钝，各种生理功能均减退。因此在治疗用药上也应充分照顾到这些特点。故用药宜轻轻缓和，扶正祛邪。应温而不燥，滋而不腻，清而不寒，散而不耗气，攻而不伤正，总之，在祛邪之中不伤津耗气，补益之中注意不燥不腻，用量宜轻，中病即止，不可大散大攻。

对老年人要预防与治疗相结合，只等发病再治，则治不胜治。对一些衰老先兆、疾病的初期或疾病尚未严重者，在治疗过程中应加预防性治疗措施，以达到早期控制或减轻病情，推迟衰老进程。对老年人疾病的治疗要在辨证基础上，重视补肾法。

1. 老年人多气虚，肺主一身之气、司呼吸，肺气虚为老年人常见之表现。“邪之所凑，其气必虚。”因此老年人容易罹患呼吸系统疾病，常见的如慢性气管炎、肺气肿、肺心病等。这些病在老年人，经常逐年加重而不易治愈。治疗中应注意标本兼顾。除宣肺化痰、止咳定喘以外，加用扶正固本之剂。《景岳全书》曰：“肺为气之元，肾为气之根”，脾为后天之本，也为肺气母。因此老年人气虚同时常见肺、脾、肾三脏皆有虚。因而在治疗中配用健脾补肺肾以固本，方能取得较好的效果。急性发作期可先治标或标本兼治，缓解期主要为扶正固本以防再发，巩固疗效。

扶正固本常用黄芪、党参、白术、茯苓、防风、陈皮、半夏、当归、仙灵脾、补骨脂等。气阴两虚者常用沙参、麦冬、人参、五味子、当归、枸杞、女贞子、山萸肉等。

病例 王某，男，64 岁。

病史：慢性咳喘 15 年，近加重 4 天而入院。原有喘息咳嗽吐痰 15 年史，加重 8 年。4 日前发高烧，胸闷气短，咳喘不得平卧，出汗多，黄痰多而粘咳不出，纳差，睡眠少，体温 38℃，唇甲紫绀，端坐呼吸，两肺满布哮鸣音，两肺底湿性啰音，以左肺为重，心律整，心率 122 次/分，血压 190/100 毫米汞柱，舌质紫黯，苔白黄腻，脉滑数。证属肺热咳喘（痰浊阻肺），肺肾两虚，治疗宜清热解毒，止咳定喘，佐以益气补肾之剂。

（1）方：炙麻黄3克，杏仁10克，黄芩15克，蒲公英20克，双花12克，连翘15克，败酱草30克，地丁20克。

（2）方：南沙参15克，山萸肉12克，人参3克，五味子10克。

以上2方，每日各服1剂。病人服后病情明显好转，咳嗽减轻，喘止，吐痰利，体温也渐渐恢复正常。

2. 老年冠心病患者中，也常并有肾虚或脾肾虚者。心主血脉，心肾相交，水火既济，阴阳平衡，乃维持正常心脏生理功能。肾阴虚则水火不能既济，心火偏亢，可发生心烦不安，心悸失眠等，肾气虚则心气也虚，气虚则血脉鼓动无力，易发生气滞血瘀，形成心脉闭阻，易患胸痹心痛。临床也常见胸痹心痛者合并脾肾虚证，因此治疗中也常用心脾同治或心肾同治法，除理气活血、宣痹通阳等通法外，经常用益气育阴、健脾补肾法，标本兼顾。

如心脾同治常用党参、白术、茯苓、陈皮、当归、川芎、红花、降香、荜茇、玫瑰花等，虚寒者加干姜、吴茱萸等。心肾同治常用六味地黄丸、一贯煎、补肾丸、八味地黄丸。养阴多用沙参、麦冬、生地、枸杞、女贞子、何首乌、黑芝麻、黑桑椹等。温阳多用肉桂、附片、山萸肉、仙灵脾、补骨脂、细辛等。

病例 张某，男，68岁。冠心病心绞痛。

病史：胸闷、胸骨后隐痛6年，近月因劳累而加重，胸骨后隐痛日发3~4次，每次持续2~5分钟，伴头晕气短，乏力，腰酸畏寒，夜尿频，睡眠欠佳，舌体胖质黯苔薄白，脉细。证属心肾两虚，气滞血瘀，胸痹心痛，治宜活血化瘀、宣痹通阳，佐补肾之剂。方用：党参20克，麦冬12克，五味子10克，川芎15克，红花10

克，当归12克，瓜蒌15克，薤白12克，降香10克，荜茇10克，枸杞子12克，仙灵脾12克，甘草6克。药后不仅心绞痛缓解，气短、乏力、头晕、腰酸等症也有明显好转。

3. 老年人因肺脾肾皆虚，易发生水肿。如肺气虚，不能通调水道，下输膀胱，而发生小便不利。脾虚中焦运化失司，气不化水而致水湿泛滥。肾气虚，肾阳衰，肾与膀胱相表里，气虚不能蒸动膀胱气化，如《巢氏病源》曰："肾虚则水气流溢，散于皮肤，故令全身浮肿"。老年疾病日久总得累及脾肾而出现水肿。因此五脏阳虚以致衰竭，在治疗上均应健脾补肾。

健脾常用药：党参、白术、茯苓、黄芪、桂枝、干姜、木香等。补肾常用药：肉桂、附片、仙茅、仙灵脾、补骨脂等。利水常用药：茯苓、泽泻、车前草、益母草、萆薢等。

病例 辛某，男，70岁。高血压动脉硬化性心脏病、心力衰竭。

病史：心悸气短、下肢浮肿1月，伴胸闷憋气，经常夜间憋醒，坐起则减轻，纳少，睡眠多，乏力。检查：两肺底散在多数湿啰音，心率98次/分，心律整，心尖部Ⅱ级收缩期杂音，血压160/100毫米汞柱，腰背下肢呈凹陷性水肿，舌质黯，苔白腻，脉弦数。属心悸水肿，心肾阳虚。治宜益气温阳利水。方用：党参20克，桂枝10克，茯苓15克，白术12克，当归12克，附片6克，生姜6克，泽泻12克，北五加皮3克。药后心衰控制，尿量增多，浮肿消退，心悸气短症状也有明显好转。

4. 年迈肾阴多亏，肝肾同源，因而多形成肝肾阴虚，肝阳偏亢，血压波动不稳，或成高血压病。证见头晕眼花，项强，腰酸腿软，烦躁易怒，口干便秘，血压较高，这是老年人常见病证，甚则肝郁化火，肝气上冲，肝风内动而发生中风。轻者中经络，如见舌强语謇，半身不遂；重者中脏腑，如突然昏仆不省人事，甚则很快死亡。

肝肾阴虚血压较高者，治宜滋补肝肾，平肝降逆，治疗常用药剂如六味地黄丸、一贯煎、百合知母地黄汤、天麻钩藤饮、旋覆代赭汤等。常用药如野菊花、钩藤、葛根、川芎、生地、沙参、知母、百合、草决明、黄芩、汉防己、牛膝、枸杞、桑寄生、杜仲等。

中风之治疗，急性期宜重点治标，以祛风活血通络、开窍化痰等，如有脱证也必须标本兼治，以益气育阴回阳固脱。阳虚补脱常用参附汤，人参用量倍于附子，以益气回阳固脱。肾阴大亏，浮阳外越常用地黄饮子加减，重用山萸肉（用量30～60克）以固脱。

如为脑血栓形成，应立即用有力的活血药如静脉点滴冠心Ⅱ号或川芎嗪注射液。口服可用川芎、红花、三棱、莪术、桃仁、水蛭、葛根、丹参、威灵仙、络石藤、牛膝、蝉衣、全蝎、蜈蚣、乌蛇肉等。

但中风恢复期，除活血通络外，应重在补肾，常用首乌延寿丹、一贯煎、五子衍宗丸等加减化裁，对智力及体力功能的恢复都有较好的作用。常用药如何首乌、女贞子、枸杞、菟丝子、覆盆子、金樱子、牛膝、杜仲、黑桑椹、黑芝麻，全蝎粉、蜈蚣粉等。

病例 吴某，男，60岁。

高血压史6年。自觉头晕头痛，四肢无力，睡眠差，血压170～200/120毫米汞柱，舌胀黯，白苔，脉沉弦数。证属肝肾阴虚，肝阳偏亢，治疗以养阴平肝，降逆活血之剂：川芎15克，葛根25克，菊花15克，夏枯草10克，黄芩12克，钩藤18克，桑寄生18克，草决明25克，生地15克，首乌藤25克。

病例 段某，男，64岁。

右侧偏瘫半年。6月前因脑血栓形成致使右半身瘫痪，经治疗有好转，但来院第一次诊治时仍然右上肢不能抬举，右下肢活动不灵活，依拐杖行走，语言謇涩，纳差，大便干燥，舌胀黯白腻苔。证属中风中经络，治疗以祛风活血，通络补肾之法。方用：川芎15克，葛根20克，丹参30克，威灵仙20克，络石藤15克，红花10克，桃仁10克，当归15克，牛膝15克，泽泻15克，茯苓20克，女贞子12克，枸杞子12克，全蝎3克，蜈蚣2条。

其他如糖尿病，肾虚引起之脊背痛等，也常见于老年人，临床上都要注重补肾，实践证明健脾补肾法，对老年慢性病的治疗确有好的疗效。

瘀 血 证 治

瘀血是临床上最常见的一种病证。因为气血与人体的生命活动有密切关系。《内经》说“人之所以生成者，血脉也”,“人之所有者，血与气耳”。说明气血乃是人体生命之根本。而气血之间的关系又十分密切，血气同源，血气互根，无血则气不生，无气则血不长。气为血帅，血为气母，气行则血行。气血充沛调达，则人体健康。《内经》称之为“五脏安定，血脉和，精神乃君”。如果相反则“气血不和，百病乃变化而生”。瘀血就是气血不和中的重要一项。瘀血发生在人体各个部位，能引起各种病证，如“心痹者，脉不和”,“血凝于肤者痹”,“血凝于足者为厥”,“血凝于脉者为泣”等。

一、瘀血的原因

引起瘀血的原因很多，主要有以下几种。

1. 寒邪 《灵枢经·痈疽》说“寒邪客于经络之中则血泣，血泣则不通”。

2. 热邪 热为阳邪，热邪盛则迫血妄行,《伤寒论》中“太阳病不解，热结膀胱，其人如狂……宜桃核承气汤”，说明了热邪结于下焦，停而为瘀，引起的症状与治法。

3. 离经之血 为瘀血，即各种出血，如过敏性紫癜、血小板减少性紫癜。《血证论》“吐衄便漏，其血无不离经。凡系离经之血，与荣养周身之血已睽（分离）绝而不合”，所以离经之血，无论清凝鲜黑，应以去瘀为先。说明出血后及时祛瘀的重要性。

4. 跌打损伤 实际上也是由于外伤引起的血液离经，与吐衄不同，此乃平人出血，故急则止血，然后有瘀血者祛瘀，陈旧性出血者祛瘀为主，即瘀血留连于肌肤经络之间者宜祛瘀。

5. 情志引起，如气滞血瘀。

6. 久病 大病后脱发。发为血之余，瘀血在上焦，阻塞经络，血不能养发所致。

二、瘀血的临床表现十分复杂

辨证时要抓住以下要点

1. 瘀斑 血流不畅或血不循经，血液外溢均可发生瘀点、瘀斑。最常见于皮肤、黏膜、舌、唇、指甲等，一般的颜色、大小、部位常与瘀血程度有关。颜色可分为紫、黯紫、紫红等种，瘀点、瘀斑特别需要注意观察它的变化过程，与病情、治疗的关系，称之为动态观察。

2. 疼痛　血流不畅或外溢均造成阻塞不通。“不通则痛”，疼痛是瘀血的主要症状，瘀血的疼痛特点是痛有定处，时间长或反复发作，部位相对的比较固定；疼痛程度与瘀血程度有关系，多数疼痛比较重，而且拒按。严重者呈刀割样、压榨性、撕裂样的疼痛，轻者痛如针刺样，或胀感，或闷痛。

3. 肿块　瘀血积聚于皮肤、经络、内脏形成“癥瘕积聚”，这种肿块有实质性的，如肝脾肿大、肿瘤，也有是气血积聚的如腹水，

4. 瘀血的其他表现　如①白斑；②肌肤甲错；③红斑、结节；④运动障碍；⑤精神症状（蓄血发狂）；⑥月经不调；⑦发热；⑧麻木；⑨昏迷；⑩痹痛；⑪痈;⑫风疹等多种多样。因此，诊断与治疗瘀血时需要密切结合病人具体表现，抓住重点，首先要考虑瘀血的轻重、部位、夹杂症，然后才能立法处方。

三、瘀血治法

活血化瘀药物按其临床作用可分为三类。

1. 活血破瘀类　此类重点在“破”字上，为瘀血之重剂，作用强烈，应用于病人重度瘀血（疼痛重，瘀点、瘀斑明显，或有痞块者）体质较壮，或用一般活血药效果不好的病人。某些病人体质虽弱，而瘀血重者，可与补气药同用。

常用药物有三棱、莪术、桃仁、红花（大剂量）、穿山甲、王不留行、大黄、水蛭、虻虫、䗪虫、蜂房、血竭、昆布、海藻。

2. 活血化瘀类　这是最常用的活血化瘀治法，广泛地应用于各种瘀血。凡见各种瘀血，一般体质均可应

用。如有其他兼证，可以与理气、疏肝、补气等配合应用。

常用药物：川芎、赤芍、红花（小剂量）、五灵脂、蒲黄、桃仁（小剂量）、茜草、苏木、乳香、没药、降香、山楂、郁金、益母草、姜黄、牛膝、紫草、泽兰。

3. 养血活血类　此法活血而又养血，祛瘀而不伤正，可用于血虚而又有瘀血的病例。

常用药物：丹参、当归、鸡血藤、人参、黄芪。

四、常用的活血化瘀药物

1. 当归　具有养血活血作用，归尾活血作用较弱，归身养血作用较强，味辛散，用量10～15克，以甘肃产的为佳，临床上当归与黄芪配合（当归补血汤）活血补气养血；当归与山萸、枸杞配合，活血而又补血；当归配白芍活血定痛；当归配丹参，养血活血作用均加强；当归配木香、黄连，可治血痢，活血止痛消炎。

2. 丹参　活血养血安神。活血作用比当归强，而补血作用与当归类似。以山西、陕西产为佳。加强活血化瘀作用常用川芎、赤芍配合。

3. 赤芍　品种多，以山赤芍为好，花色紫红产在内蒙古多伦为最佳，糟皮粉茬，以粗者为好，有的直径达5厘米。京赤芍较差。具有活血柔肝、养阴清热作用，但柔肝作用比白芍弱，活血作用与丹参类似但稍强，比当归强。常与丹参、川芎、当归等活血药同用。在疏肝活血、滋阴活血法中常用。赤芍与连翘配合具有活血解毒作用，治疗各种疖肿。

4. 鸡血藤　品种繁多，以广东、云南产为好。色红如血，鲜时切口流红水，具有活血通络，略有补血养血作用。配海风藤、络石藤治疗关节炎；配当归、黄芪治疗各种贫血、血小板减少症。

5. 川芎　以四川产为好，故名川芎。辛味比当归强，是血中气药，活血作用强而不破血，理气而不伤气。与其他活血药配合治疗各种瘀血。其上行走窜作用配白芷治疗各种头痛，为最常用的活血药。

6. 桃仁　入血分，有活血化瘀作用，量大破血，量小化瘀。桃仁与红花合用作用加强，如桃红四物汤。

7. 红花　入汤药用草红花作用较弱，用量加大到15克左右约相当藏红花3克。草红花古代多用于作洗剂，立秋后采摘，碾成红花饼，然后用温黄酒喷洒，手揉干。红花与桃仁配合活血破瘀，其作用比桃仁弱。藏红花作用强，服时以黄酒与水各半炖化后兑入汤剂中服下。

8. 三棱与莪术　均为破血药，作用强烈，有人认为三棱作用更强，说有“化血为水”的作用。实际上二者的作用相差不多。合用时作用可以加强，为活血破瘀的主要药物。

9. 蒲黄与五灵脂　均为活血化瘀药。蒲黄生用活血化瘀作用比五灵脂强。五灵脂又分为糖灵脂及米灵脂，以前者为好。二药合用作用加强，与桃仁、红花作用类似，但特点为尚有理气止痛功能，对瘀血疼痛明显者用之较好。

10. 王不留行与穿山甲　活血破瘀，山甲尚有软坚之功，对瘀血积聚常用这二种药物。配大黄则祛瘀作用更强。

11. 大黄　也有活血祛瘀的作用，祛瘀生新常用大黄，如大黄䗪虫丸、化瘀回生丹、桃核承气汤、抵当汤等均有大黄。大黄与其他活血药配合时能加强各种活血药的作用。

12. 乳香与没药　活血而又理气止痛，对气滞血瘀者用之较好，活血作用大致与红花、桃仁相仿，缺点为味难服，胃肠功能弱者慎用或减量使用。

五、常用活血化瘀方剂举例

1. 七厘散(《良方集腋》)

乳香、没药、红花、血竭、麝香、冰片、朱砂、儿茶。

主治：跌打损伤瘀血，及其他瘀血疼痛。

2. 生化汤(《景岳全书》)

当归、川芎、桃仁、炮姜、炙甘草。

主治：产后恶露不净，小腹疼痛。

3. 生肌散(《医宗金鉴》)

血竭、乳香、没药、儿茶。

主治：疮口不收。

4. 补阳还五汤(《医林改错》)

黄芪、当归、赤芍、川芎、地龙、红花、桃仁。

主治：气虚血滞的四肢麻痹、中风后遗症，肌肉萎缩等。

5. 复元活血汤(《医学发明》)

柴胡、当归、花粉、桃仁、红花、炮山甲、大黄、甘草。

主治：瘀血肿痛，胸胁痛如心绞痛、腹痛。

6. 通窍活血汤(《医林改错》)

赤芍、川芎、桃仁、红花、麝香、老葱、生姜、大黄、黄酒。

主治：瘀血在上焦的头痛、脱发、视力减退等。

7. 膈下逐瘀汤(《医林改错》)

五灵脂、当归、川芎、桃仁、丹皮、赤芍、乌药、延胡索、甘草、香附、红花、枳壳。

主治：腹部痞块、瘀血隐痛、小儿疳积等。

8. 少腹逐瘀汤(《医林改错》)

小茴香、干姜、玄胡、没药、当归、川芎、肉桂、赤芍、蒲黄、五灵脂。

主治：下焦瘀血，如盆腔炎、结肠炎等。

9. 失笑散(《局方》)

五灵脂、蒲黄。

主治：心绞痛、肝炎、经闭、产后恶露不净等各种瘀血症。

10. 当归芍药散(《金匮要略》)

当归、芍药、川芎、白术、茯苓、泽泻。

主治：腹中诸痛。

11. 桃仁承气汤(《伤寒论》)

桃仁、桂枝、大黄、甘草、芒硝。

主治：下焦蓄血、急腹症常用。

治　　则

一、治则发展概况

内科治法，在很早的时候就有了。据传说汤液的开始是在殷商时代的伊尹，如皇甫谧的《甲乙经》序上说:“伊尹……撰用神农本草以为汤液”，这说明了当时已经有汤液了，也就有了治疗方法。至战国时期，我国最古的有系统的医书——《黄帝内经》问世以后，在其中就很详细地介绍了治疗方法，而散见于各篇之中。

如《素问·阴阳应象大论》中提到:“阴阳者，天地之道也，万物之纲纪，变化之父母，生杀之本始，神明之府也，治病必求于本”。《至真要大论》指出“谨守病机，各司其属，有者求之，无者求之，盛者责之，虚者责之，必先五胜，疏其血气，令其调达，而致和平”。这说明疾病是万绪纷然的，但总不出于阴阳，只要能够很好地掌握辨证与治则，就能将疾病治愈，同时说明治病必须谨慎地辨证，观察病情变化。在治疗法则中，提出正治法和逆治法，如《素问·至真要大论》中说“寒者热之，热者寒之，微者逆之，甚者从之”,“热因寒用，寒因热用”，就是指出正治及反治的法则。

在东汉时，张仲景在《内经》的基础上，写成的《伤寒杂病论》，在治疗法则上特别着重地提到汗、吐、下、和、温等等治法，有其很多的特点和优点。他的用药很多是用间接作用，来加强人体的自然机能，这种整体观念为后世的治疗方法开辟了宽广的道路。用药的比重很严格也很严密。如小承气汤有一定的药物比重，分量增加则方名亦更改，作用也不同，比后世的拟方要严谨的多。对药物的炮制、煎药、服药以及调护法等，均有较详细的著述。

至辽金元时代，因为大疫流行，死亡亦较多，促使了医学的发展，因而有金元四大家的出现。

寒凉派——刘元素，他用药多主寒凉，他以降心火益肾水为主。因为刘元素处于北宋时期，当时北方大疫流行，在北宋末年盛行陈师文、裴宗元奉敕撰定的太平局方，用药多偏于热，用热药治疫，是有很多偏弊的。因此刘元素作《素问玄机原病式》一卷，阐明六气化火之理，而用药多主寒凉。

攻下派——张子和，他善用汗吐下之法，尤主攻下。他主张治病重在驱邪，邪去则正安，不可畏攻而养病。因他出生于北方，北方人饮食厚腻，地气干燥，夏则吞水，冬则围火，非寒凉攻下，不能治愈其病，所以他善用攻下法。他著《儒门事亲》三卷，即以下法为补，他讲“下去其邪，而正气自复，谷肉果菜无往非补养之物”。

补土派——李杲，创补脾土法。他认为土为万物之母，著《脾胃论》，以补中益气和升阳散火为中心治疗方法。刘、张多讲六淫之邪的外感，他重在讲内伤疾病。著《兰室秘藏》、《内外伤辨》等书。李杲是北方人，为富家子弟，平素所交往的人都是比较富贵的，嗜欲逸乐，所以东垣倡补脾升阳的方法，极为适当；且当时元兵南下，当时人们大半起居不时，饮食不调，以致胃弱气乏。所以东垣用补中益气的方法，疗效甚著。

养阴派——朱震亨，他从寒凉、攻下、补土三派之外另提出不同的学说，著《丹溪心法》。他讲:“阳常有余，阴常不足”，所以立滋阴降火之法。

至明、清之时，由于苏杭一带大疫连续流行，故产生温病学说。如清代中叶的叶天士创立了治疗疫病的学说，他认为温邪上受，首先犯肺，逆传心包，并引用“卫气营血”来划分温热病的浅深和治疗步骤。而吴鞠通又师承叶氏的理论为基础，并上溯诸家学说，结合自己实践经验，汇集成一部《温病条辨》。中医内科治疗法则不断发展，日臻完善。

虽然中医的治疗法则内容日益丰富,但归纳起来,仍不越八法范围,仅因各家所偏重,而立不同的中心学说而已。所以至今八法仍为中医内科治病的最基本法则。

二、治疗原则

《素问·至真要大论》中，有明确的治疗原则，如“寒者热之，热者寒之”，这是一般的治疗法。寒证用热药，热证用寒药，是正治的方法，适用于简单的、病情单纯的疾病。但是并不是死板的，因此又提出了“微者逆之，甚者从之，逆者正治，从者反治”，就是较轻的病用逆治法，而重病或病情较复杂的，可以考虑用从者反治法，即热病用热药，寒病用寒药的治法。

正治法：除了“寒者热之，热者寒之”之外，还有“坚者削之，客者除之，劳者温之，结者散之，留者攻之，燥者濡之，急者缓之，散者收之，损者温之，逸者行之，惊者平之，上之下之，摩之浴之，薄之劫之，开之发之，适事为故”(《素问·至真要大论》)。在证候方面，如坚实的用削伐法，外感的用袪除法，一般虚劳病用温养法，凝结的用消散法，停留的用攻泻法，干燥的用滋润法，拘挛强直的用舒缓法，耗散的用收敛法，亏损的用补益法，安逸的用运行法，惊惕的用平静法，上升、下降、按摩、洗浴，迫击劫夺，疏散开泄，都以按照病况适应选用为是。这些都是对症治疗的方法，称为正治，即是逆者正治。

反治法：反治法就是顺从病情来治疗的，即是“从者反治”。但是反治中并非完全顺从，有从多的，有从少的，须视病证轻重来决定，例如《素问·至真要大论》谓:“热因热用，寒因寒用，通因通用，塞因塞用，必伏其所主，而先其所因，其始则同，其终则异，可使破积，可使溃坚，可使气和，可使必已。”这段经文的意思是凡是热药因热症而用，寒药因寒症而用，或者塞的方法用于塞症，通的方法用于通症，主要是制伏其主症，尤其重要的是先除其病因，故塞症用塞法，通症用通法，起初似乎同类，结果截然相异，它也能够破积攻坚，可使气和而痊愈。

在《素问·阴阳应象大论》中还提示了“故因其轻而扬之，因其重而减之，因其衰而彰之。形不足者，温之以气；精不足者，补之以味。其高者，因而越之；其下者，引而竭之；中满者，泻之于内；其有邪者，渍形以为汗；其在皮者，汗而发之；其慓悍者，按而收之；其实者，散而泻之。审其阴阳，以别柔刚，阳病治阴，阴病治阳，定其血气，各守其乡，血实宜决之，气虚宜掣引之”等治疗的原则。就是说病轻浅的可用宣散法来祛其邪，病深重的可用减除法来平其势，病退而正气虚弱的，可用补养方法来辅助其精力的恢复，形体不足的用气药来温补，精髓不足的用味药来滋补，病在上焦的可因其高而催吐，在下焦的可因其下而引泻，如在中焦胀满的可用消导和中法来逐渐消除，在肌表的也可用渍形法取汗或内服药发汗，邪势妄行耗散的当予抑制收敛，结聚盘踞的当予疏散，观察病在阴在阳，分别邪气属刚属柔，病在阳的也可治其阴，病在阴的也可治其阳，同时以辨气分血分，按其病源所在，血分实的予以逐瘀，气分虚的予以升提。

中医的治疗原则，八法主要是总结了古人对疾病的治疗经验，将已往《内经》的治则精神归纳为八法，便能更方便应用于临床。

（一）汗法

汗法能够疏散外邪，因为外邪侵犯人体，大多始于皮毛，然后由表入里，当邪在皮毛肌表，还未入里之时，就应采取汗法，使邪从外解，从而控制疾病的转变。就是《素问·阴阳应象大论》所讲的“善治者，治皮毛”，及“其在皮者，汗而发之”的意义。汗法适应于一切外感疾病的初期。由于汗法能调和营卫，在某些水肿和疮疡的初期以及痘疹将透未透之时，也可以使用汗法。但是运用汗法有一个总原则，就是必须具有表证。

汗法主要适用于在表病证。在表证中，又有寒温之分，故通常用的汗法，有辛温和辛凉之异。

辛温发汗是适用于表寒证的。表证中的主要证侯是：恶寒重，发热轻，身痛，口不渴，舌苔薄白，舌质不变，脉浮而紧，就需要辛温来发汗。

辛凉发汗是用于表有温邪而立的汗法。其主要证候是：发热重，恶寒轻，口中渴，舌苔白或黄，舌质较正常为红，脉浮而数，这就适用辛凉发汗。

一般体质较弱的人，如患外感病，虽也用汗法，但应顾正气，所谓扶正驱邪。

在不同的气候季节用汗法是有分寸的。如春夏或亚热带腠理疏松，汗液易于排出，发汗时应用药量要轻；秋冬或寒季，腠理致密，汗不易泄，用发汗药，要较平常用量要重些。

凡剧烈吐下之后，以及淋家、疮家、亡血家等，原则上不宜发汗，如果确有表证，须用汗法时，必须要配合益气、滋阴、养血等方法进行治疗。

（二）吐法

吐法大部分用于病情严重、急迫，必须急速吐出积结的实证。它的适应证主要有下列。

1. 中风痰厥：神昏，喉中痰鸣如曳锯，胸高气粗者，身体壮实者。急用催吐剂，以吐去顽痰。

2. 喉风：喉部肿痛，痰在喉中壅塞，呼吸阻碍，气息急迫者，急宜吐之。

3. 食填上脘：胸腹胀痛，欲吐而吐不出，宜用吐法。

4. 误食毒物：尚在胃内，未至肠中者，急用吐剂。

5. 癫狂证有痰迷心窍者，宜用吐法。

吐法耗气、升气，应适可而止，切勿过度。如慢性病或体虚者，不宜吐法；妊娠产后或气喘胸滞，吐血、衄血、素有腹中有气上冲者皆不宜吐。

（三）下法

下法分寒下与温下两种，而两种中又有缓下和峻下之分。由于停积的物质不同，所以又有下水、下瘀血、驱虫之异。一般下法，主要指排除肠中燥粪而言。使用下法首先要注意表证已解，而里证已成。

寒下主要用于实证，如便秘腹痛拒按，口渴甚则谵语，脉数而有力，舌苔腻而黄。用药多苦寒，具有清热泻下作用。

温下法也用于大便不通，腹痛拒按，但无口渴谵语等症。脉象虽实（有力）而不数，舌苔厚腻而不黄，即为寒实证。应温下。

由于病人体质强弱与病势的缓急不同，又有缓峻之分。寒下如大承气汤即为峻剂；麻子仁丸则为缓下。温下中备急丸是峻剂；半硫丸则为缓剂。

腹满气短，身肿，脉实有力，不论在心下两肋以及中腹小腹，其病势非利小便可能获得效者，须使用攻下水饮的治法，使大量的水从大便排出。

蓄血其见证有大便色如漆，或少腹满，而小便自利，舌见青紫等症状，当攻瘀血。

虫积腹痛阵发，面见斑点，唇舌上有白点，或偏食嗜物，即宜驱虫攻下。

下法主要有以下注意点，即表证未已，或病人欲呕吐时，高年体弱，或妊娠、产后，忌用或慎用。

（四）和法

和法有“和解”、“调和”之意，不论外感或杂病，当邪在半表半里之间，以及寒热不调、肝脾失和等，此既不可汗，又不可吐下，或非纯清、纯补所能解决者。如外感之邪，当离太阳之后，未入阳明之前，邪正相争，在少阳之际，又外感未解，或因误下病机趋向心胸部位，而成上热下寒，见证多心下痞满、呃逆、肠鸣，当宜泻心法，也为和法之一（和胃）。又如更年期的妇女，气血郁结，不能调达，月经不调，往来寒热，治当调和肝脾，疏肝解郁。常用的方剂有逍遥散。和法未见少阳证者，不可使用。

（五）温法

温法主要用于回阳救逆，温中祛寒，而祛沉寒阴冷，而救亡阳夺液。因此温法含义有二：一为温热之温，一为温存之温。所谓温热之温，即人体脏腑暴受外寒的侵袭，而用辛温之剂而解凝固之寒；温存之温，指阳虚之人，用温阳之剂使体内阳气增长。

回阳救逆，如现恶寒踡卧，吐利汗出，手足厥冷，神衰欲寐及腹中急痛，脉象微细或沉伏等虚寒证候，即用辛温药来消除寒邪，挽救一线阳气。常用方如四逆汤之类。温中祛寒法如素质较弱，面黄腹胀作泻，食欲差，宜用理中汤类以温脾阳。又有所谓“劳者温之”，阳虚之虚劳，阳浮于外，不现寒象，而反发热，须用甘温之药，不清热而热自除，即甘温除大热。

温法主要用于寒证，凡属热性病皆为禁忌。阴虚火旺易出血之人，虽有用温法之适应证，应慎重使用。再辛温之剂适可而止，不宜过剂，过则耗伤津液。

（六）清法

清法的应用很广泛，凡属热证都可用清法。尤其在未全解，里热炽盛时，使用清法最为适当。按热邪所在部位，分气、营、血之不同。而清热法则有甘寒、苦寒、咸寒之别。

1. 热在气分：一般外感病不愈，继发热恶寒之后，病势向里发展，恶寒症逐渐消失，而现但发热，不恶寒，口渴，舌苔黄，舌质还未甚红，脉数象，此时应用清法清气分之热。通常用甘寒辛凉清热法，如白虎汤之类。

2. 热在营分：邪在气分未除，而继续深入，此时不但苔黄而舌质变为红色，即舌绛脉数，由于热邪将营分的水蒸化而出，所以病人有时反不渴，这就当清营分热，而用透营泄热法。常用清营汤类之甘寒苦寒药物。

3. 热在血分：营分之热不解，再深入血分，舌绛色或深红，津液大伤，同时或可现谵语烦躁，甚则吐血、衄血出斑等症，此时当与咸寒甘寒并用。如犀角地黄汤之类。

4. 如邪热更再深入，而现神昏谵语者，乃为热入心包，宜芳香开窍法，可选用安宫牛黄丸、至宝丹、紫雪丹以清心宫之热。

清热除热，但能耗损人之阳气，如素质阳气不充，如平日体弱胃口不好，大便时常泄泻的人，虽有热证，用清法也要慎重。再者阴虚有热的人，如大失血后，也常有发热烦躁，宜滋阴补血，不得使用清法。

（七）消法

消者乃去其壅积停滞之意。不论外感、内伤、六淫七情使气滞血凝、停痰积食、聚水蓄水于脏腑经络之间者，皆可以用消法，结者散之，坚者消之，中满者泻之于内。消法和下法均为能驱除有形之积，消法对不同原因、不同部位的积聚采用消导散结、活血化瘀、行水利湿、化痰逐饮等方法而使之逐渐消除。

1. 凡食积饮停、腹满胀痛、纳呆恶心者乃食伤脾胃，运化失权滞于肠胃，病在中焦，宜用保和丸类消积化食；若有脾虚气滞用人参健脾丸；食积湿热用枳实导滞丸；有水湿停饮用平胃散。

2. 凡气血不和、气滞血凝而瘀血者，常在瘀血处疼痛不止，宜用养血活血、活血化瘀、活血破瘀等治法祛瘀生新，根据不同的兼症可与理气、补气、温中等法配合使用。

3. 凡湿浊中阻、脾胃不和、脾气虚弱、水湿内停，或湿蕴化热、湿热内盛等腹胀胸闷、恶心呕吐、四肢沉重、小便不利，水湿之症时应随证采用健脾利水的五苓散、温阳利水的真武汤及清热利湿的八正散、三仁汤。

4. 凡六淫七情致水湿内停、津液凝聚化而生痰，痰白清稀，身冷肢困，胸腹胀闷为寒湿，用温胆汤、三子养亲汤；外感风寒，恶寒发热而有痰饮者，用小青龙汤，痰黄粘稠而为热痰者宜清热化痰。

5. 凡疮疡肿毒初起阳证用仙方活命饮消肿散毒，痰热蕴积而成肺痈者用千金苇茎汤清热化痰排脓。

消法使用范围很广，它与下法不同之处为应用范围广、偏重于慢性病证，这类病人临床上常兼有气虚、阴虚、血虚，故治疗上有时需根据辨证配合补气、补血、养阴药物，补中有消，消中有补，以达到祛邪而不伤正的目的。

（八）补法

补法的应用也很广，人体的阴、阳、气、血及某一脏腑的虚损，都可用各种不同的补药来扶助人体阴、阳、气、血的不足，调理脏腑的虚损，以达到扶正祛邪，调理阴阳气血的作用。

补法的运用，大体可分为补阳、补阴、补气、补血四大类。临床所见阳虚者如畏寒肢冷、腰膝酸软、大便溏泄、夜尿频、阳痿早泄等症，用补阳法如桂附地黄丸。阴虚者如头晕耳鸣、口渴咽干、纳少消瘦、五心烦热、盗汗遗精、虚烦不眠等，用补阴法如六味地黄丸。气虚者如气短乏力、腹胀纳差、大便泄泻、自汗畏冷等症，用补气法如四君子汤。血虚者如面色黄白、头晕目涩、视物不清、盗汗乏力、心烦不寐等症，用补血法如四物汤等。补整体之阴阳气血之外，还要区分五脏六腑哪一脏虚为主，给予重点补益和调理之。如以脾气虚为主，症见腹胀腹泻、纳差消瘦、四肢无力等宜重点益气健脾。如以肺阴虚为主，症见干咳无痰或有咯血、口渴咽干、低热盗汗等，用养阴补肺法治之。总之需根据脏腑辨证，分别某一脏腑之阴阳气血的虚亏，给予相应的补益法。除正补之外，还可虚则补其母，如肺虚可补脾土，肝虚可补肾，以达到补肺养肝之功。另外在虚证中注意有无实证，如正虚邪实，应扶正祛邪。补法还可分为峻补和缓补，极虚者宜峻补，如阳脱者应急用回阳救逆。缓补者一般用于慢性虚弱病人或邪气尚未退尽，虚而不受重补者，给予缓补。在补法中，应注意补阳而不伤阴，养阴而不腻胃，补气之中注意调血，补血之中适当益气，方可得到更理想的效果。

肾为先天之本，脾为后天之本，补法中常常注意健脾补肾法。土为万物之母，无论补气、补血、补阳、补阴都应注意健脾土和胃，脾土健运，气血自生。脾土健运也是接受补法的先决条件。脾土衰败则形成虚不受补，补而无功。肾为先天之本，五脏六腑之盛衰，人之健壮衰老，均与肾之盛衰有密切关系。因此补肾法是治疗五脏亏损的根本，在预防和治疗老年病中，用补肾法就更多了。

六味地黄丸的应用

六味地黄丸为宋代钱乙《小儿药证直诀》方。它由《金匮要略》桂附地黄丸减味变化而来。钱氏原为治小儿肝肾阴亏而拟，因小儿系纯阳之体，故减桂、附，而使此方补真阴，用于小儿先天不足，有滋补肝肾之功。后世医家将其应用范围不断扩大，通治一切肝肾不足、肾阴亏损引起的头晕目眩、耳鸣耳聋、腰酸乏力、多尿口渴，及阴虚内热、潮热盗汗等症。原方熟地250克，山药、山萸肉各125克，茯苓、泽泻、丹皮各93克，共研细末，炼蜜为小丸，每次10克，日服2次，用淡盐汤作为引药入肾的引经药送下，浮肿或肾功能不好病人用白开水送服。

本方常作为汤剂应用。方中地黄滋阴补肾为主药，尤以河南产者为佳。常用量12～30克。根据病情及胃肠功能，用法、用量有很大的不同，如消渴（糖尿病）重用生地滋阴，用量可达30克；阴虚内热（如风湿热、结核）或阴虚津液不足大便干结病人均用生地；而头晕腰酸，有血虚或胃肠功能差者用熟地大补精血。山药有健脾作用，常用量 12～15 克，茯苓健脾利水，一般用量 12～15 克，泽泻利水泻火，用量 10～15 克，在浮肿病人用这三味药要酌加量。山萸肉滋阴补肾，12～15 克，以杭州产核小肉厚为上品，蒸制后成黑色。丹皮清热凉血，常用量 10～12 克。

本方用药立意深刻，三补三消。《医方集解》称之“六经备治，而功长肝肾，寒燥不偏，而补气血”。故临床上常广为使用，例如糖尿病、高血压、肾炎、冠心病、气管炎、哮喘、美尼尔氏症、癫痫、遗精、月经失调等许多疾病。地黄丸一类的方剂还有很多，用途也更加广泛。如：

1. 麦味地黄丸（汤）：六味地黄丸加麦冬、五味子，补肾纳气，治疗肾虚哮喘，年老体衰或先天不足之咳嗽。

2. 知柏地黄丸：六味地黄丸加知母、黄柏，有滋阴清热泻火之功，治疗各种阴虚火旺，骨蒸盗汗，遗精、月经不调、肾盂肾炎等。

3. 参麦地黄丸（汤）：六味地黄丸加人参、麦冬滋阴补气，治疗体虚喘咳、消渴。

4. 杞菊地黄丸（汤）：六味地黄丸加枸杞子、菊花补肾明目，用于肾阴不足、视物昏花、头晕头眩，为眼科常用。

5. 都气丸：六味地黄丸加五味子，治疗虚喘。

6. 七味地黄丸：六味地黄丸加肉桂，补肾阴肾阳，引火归原。治疗遗精阳痿，或不育。

7. 河车六味丸：六味地黄丸加紫河车粉，可治疗先天不足之哮喘、大脑发育不全、发育迟缓、遗精等症。

中药“三宝”的临床应用

俗称中药“三宝”就是安宫牛黄丸、至宝丹和紫雪散，为中医热入心包、神昏窍闭之危症的抢救用品。三宝中都含有芳香药，因此都有开窍苏醒的作用。一切重症昏迷如温病热入心包，痰火内发之中风、中脏昏迷，肝肾阴虚、肝血郁滞之昏迷等均可使用。

“三宝”中除有芳香开窍药外，又有清热解毒、化痰镇惊、通便等作用，各药组成有所不同，临床使用中也各有侧重。

一、安宫牛黄丸(《温病条辨》)

组成：牛黄、犀角、麝香、郁金、黄连、朱砂、冰片、珍珠、山栀、雄黄、黄芩、金箔（为衣）。

吴鞠通说它是“此芳香化秽浊而利诸窍，咸寒保肾水而安心体，苦寒通火腑而泻心用之方也”。“三宝”中安宫牛黄丸清热解毒力强，故多用于高热昏迷、热重神昏、热入心包等，脉虚者以人参汤或生脉散送下，脉实者以银花、薄荷汤送下。

二、至宝丹(《和剂局方》)

组成：麝香、龙脑、安息香、牛黄、犀角、朱砂、雄黄、玳瑁、琥珀。

作用：具有开窍安神、清热解毒作用。而开窍作用较强，故可用于心火肝热，或高热风动之中风、中暑，小儿弄舌、发惊，以及湿邪内闭等症。

三、紫雪丹(《和剂局方》)

组成：犀角、羚羊角、麝香、朱砂、青木香、沉香、磁石、寒水石、滑石、石膏、玄参、升麻、丁香、炙甘草、朴硝。

作用：清热泻火、散结开窍。故用于实热便秘，气血两燔，实热神昏谵语，肢体抽搐。

病例 王某，男，50岁，干部。

患者原有高血压病史多年，一周前因劳累后突然剧烈头痛、呕吐，进而神志不清。腰穿脑脊液为血性，压力过高未测数值，西医诊断为脑溢血。

现仍处于昏迷状态，牙关紧闭，左侧肢体抽搐，呃逆，出汗较多，体温38.2℃，舌质红，脉弦缓，证属中风中脏，由闭转脱，治疗宜扶正祛邪，平肝熄风，芳香开窍为主，佐以益气固脱之剂。方用：天麻10克，钩藤10克，菊花12克，元参15克，丹皮12克，莲子心10克，黄连粉3克（分冲），菖蒲12克，郁金12克，全蝎1克，蜈蚣1克，黄芪30克，山萸肉12克。

局方至宝丹1丸，1日2次。

苏合香丸半丸，1日2次。

服药7剂后抽搐渐止，体温逐步降至正常，神志转清，呼之能应，但仍有半身不遂。

切　诊

切是按的意义，包括脉诊和腹诊两类。

一、切脉

中医对于切脉，是有精细研究的。过去有三部九候法，后来都采取两手的桡骨动脉，分为寸、关、尺三部，按内脏分属心、肝、肾（左）及肺、脾、肾（右）。

关于脉的形象，有二十七种，计浮类八种，沉类六种，迟类五种，数类五种和短、长、弦等。分述如下。

（一）浮类八种

1. 浮　浮在皮脉之间，轻手按之即见，重按即呈不足。脉诀形容它是“泛泛在上，如水漂木”。

2. 洪　就是大脉、钩脉，轻取有力，阔大满指，其来时是壮盛的，去时则觉悠衰，若加重按，则脉力就减低些。

3. 虚　浮而无力，来时迟慢，而且柔软，中取重按，皆弱而无力，久按仍然可以找到根，与芤脉、数脉不同。虚也是大，与洪脉比较，为有力无力之分。

4. 散　亦虚而无力，但按之如无，比虚更进一步，虚极而涣散不收。孕妇见之为堕胎，或临盆之兆（临盆是按之满指，呈散而不聚之象）。

5. 濡　浮而小且软，像棉花漂浮水面上，轻举乃得，重按则没，与虚散同属一型，但有大小之分。又弱乃濡之沉者。

6. 微　浮而极小极软，比濡脉更甚，而不任寻按，前人以欲绝非绝、似有若无为比喻。当与沉类之细脉区别，细则指下分明，微则似有若无。

7. 芤　有边无中，浮沉二候易见，故曰有边，正如以指着葱。

8. 革　芤弦之合看，浮而且弦且芤，外面急，里面虚，状如皮革（鼓）。革脉、牢脉皆大而弦，革则浮取而得，牢则沉候乃见，前人以牢革为一脉，但毕竟是有分别的。

浮脉系统：
- 浮小而无力＝濡——濡甚＝微。
- 浮大而无力＝虚——虚甚＝散。
- 浮大而有力＝洪。
- 浮而中空——软＝芤。
- 浮而中空——硬＝革。

（二）沉类六种

1. 沉　重按乃得，为物之沉于水底，举之减小，重按益加有力，在筋骨之间。

2. 伏　沉极即为伏脉，推筋着骨，才可以找到。

3. 牢　沉而有力且大、且弦、且长，仅见于沉候。革与牢相同，但浮极为革，沉极为牢，须分浮沉不同。

4. 实　比牢更进一步，脉诀形容它是愊愊（坚实之貌）而强，浮中沉之候皆有力。

5. 弱　沉而无力，柔软如绵。李时珍云：“弱乃濡之沉者”。

6. 细　沉细而直，且软如蛛丝。

沉脉系统：
- 沉有力＝牢——牢甚＝实。
- 沉极＝伏。
- 沉无力＝弱——弱而细直＝细。

（三）迟类五种

1. 迟　一息（等于一呼一吸）三至。

2. 缓　一息四至，或三至以上，从容而和，不疾不徐，似迟而实未为迟，不可作迟缓解。李士材云：“往来和匀，如春风吹柳梢”。缓脉乃平人无病之脉，亦即生理的现象，平人在休息时，以及年老或好静的，往往见缓脉，每分钟不及七十二至，并非病态。必缓兼浮，方属感风，缓而兼沉，多主里湿。

3. 涩　迟涩不利，状如轻刀刮竹，似止非止。

4. 结　来缓，迟而时有一止，止而复来。结如绳子有结，用铜钱穿贯绳上，上下翻动，遇绳结必碍，虽流走快，但亦必少有逗留。

5. 代　迟而中止，不能自还，且止有定数，如四时之有禅代，不愆其期。故名为代。按：涩、代、结、促皆有止之脉，往来迟滞，似止非止为涩，动而中止，不能自还，止而有定数为代，缓时一止为结，数时一止为促。

迟脉系统
- 迟缓（生理的）。
- 迟有歇止一止而复来＝结。
- 迟有歇止一不能自还＝代。
- 迟而滞＝涩。

（四）数类五种

1. 数　一息六至，甚则六至以上。

2. 滑　往来流利，滑而不滞，如珠走盘。

3. 动　形如豆粒，厥厥动摇，两头俱俯，中间高起，故短如豆粒。

4. 紧　紧急有力，左右弹手，极似切绳（切绳比喻紧，亦比喻左右弹），与弦脉的端直如弦不同。张仲景云:“弦者状如弓弦，按之不移也，脉紧者，如转索之无常也”。

5. 促　数而时有一止。前人形容它为“如疾行而蹶”是比喻跑快的时候，暴跌一跤的样子。

数脉系统
- 数紧急如切绳＝紧。
- 数而流利＝滑。
- 数形如豆粒＝动。
- 数不整有歇止＝促。

以上四类，已说明二十四脉。还有三种，不属于四类的，前人称它为“别有三脉”是短、长和弦。

1. 短　不及本位，来去缩缩，但与动脉不同。

2. 长　过于本位，来去迢迢而长。

3. 弦　长而端直，状类弓弦，推之不移，张仲景云“脉浮而紧者，名曰弦”。

上面的二十七脉，除了缓脉为平人不病，余者若干是属于病脉，都是单一的脉象，下面是两种脉象加起来的，兼见的脉，一以显病情，一以审病所，如浮为表，紧为寒，浮紧并见，确知表寒。沉为里，数为热，沉数并见，确知内热。兼见之脉都准此而推，为便利记忆，把李士材四言脉诀摘列如下：浮脉主表，腑病所居，有力为风，无力血虚，浮迟表冷，浮数风热，浮紧风寒，浮缓风湿，浮虚伤暑，浮芤失血，浮洪虚火，浮微劳极，浮濡阴虚，浮散虚极，浮弦痰余，浮滑痰热。

沉脉主里，为寒为积，有力痰实，无力气郁，沉迟虚寒，沉数热伏，沉紧冷痛，沉缓水蓄，沉牢痼冷，沉实热极，沉弱阴亏，沉细虚湿，沉弦饮痛，沉滑食滞，沉伏吐利，阴毒积聚。

迟寒主脏，阴冷相干，有力为痛，无力为寒，涩脉少血，亦主寒湿，反胃结肠，自汗可测。

数脉主腑，主吐主狂，有力实热，无力虚热。

滑司痰饮，满闷宿食，里热气实，蓄血透逆。

弦主饮痛，拘急疝气，头痛腹痛，往来寒热。

长则气治，短则气病，细则气衰，大则病进。

浮长风痫，沉短痞塞，洪为阳亢，紧主寒痛，缓大风虚，缓细湿痹，缓涩血伤，缓滑湿痰。

涩小阴虚，弱小阳竭，阳微恶寒，阴微发热，阳动汗出，为痛为惊，阴动则热，崩中失血，虚寒相搏，其名曰革，男子失精，女子漏血。

阳盛则促，肺痈热毒，阴盛则结，疝瘕积郁，代则气衰，或泄脓血。

这是各脉主病的大法，需要掌握基本理论，然后灵活运用。另外有脉的真假、隐伏、反关、怪脉、死脉等，分述如下。

1. 真假脉　如热证脉涩细，寒证脉反鼓指。

2. 隐伏脉　如中寒腹痛脉不出，外感风寒，将有正汗，脉亦不出。前人云：一手无脉名单伏，两手无脉名双伏。

3. 反关脉　正取无脉，反在桡骨之上，或见左手，或见右手。

4. 怪脉　两手之脉，异如两人，或乍大乍小，迟数不等。又叫祟脉。

5. 死脉　共有十种，前七种名曰七怪脉，后三种名三不治脉，见到了都是绝象。

（1）七怪脉：①鱼翔：沉候细静，浮候摇摆，前人形容它本息末摇，有上无下，如鱼游于水。②虾游：慢慢地来，忽然有一次跳跃。脉诀云："鱼翔似有又似无，虾游静中忽一跃。"③雀啄：来如鸟啄食，止而复作。④屋漏：如雨后檐漏之水，久时一滴。脉诀云："雀啄连来四五啄，屋漏少刻一点落"。⑤解索（亦作奇索）：解索就是松绳子。来时乱如解索，乍疏乍密。

⑥弹石：脉诀云："弹石硬来寻即散"。⑦沸釜：来如釜中沸水，一无根脚。

（2）三不治脉：①偃刀：浮之小急如刀刃，按之坚大且急如刀背，其至数无准，无进无退。②转豆：即经所谓，如循薏苡子，累累然，状短实坚强，并无息数，真脏之脉。③麻促：如麻子之纷乱细微至甚。

二、切腹

《灵枢经·胀论》上说："夫胸腹，脏腑之郭也"。诊候胸腹寒、热、虚、实之外，可以直觉地触知脏腑，四诊之外，此不可缺。分述如下。

1. 胸脘痞气　伤寒症用下法过早，则成痞硬。中风用下过早，则成结胸，此为常，然论中中风下早未尝无痞硬，伤寒早下也有结胸，此为变。大凡从虚化的，多为痞硬，以寒化的多为结胸，应从症所见加以区别。如见阳证心下痞硬为热痞。与阳证汗出恶寒同见，为寒热痞。若少阳证误下，发热作呕，心下痞满为呕逆痞。外有阳证误下，心下痞硬，下利心烦，干呕，腹中雷鸣，胁下有水气，小便不利，成虚热水气之痞。又有与上症相同，胁下无水气，其痞急加剧的，名虚热邪气上逆之痞等。

2. 腹胀　如腹胀外坚充满，手不可按之，按之则痛属实。但按之快然不痛属虚。若按其腹，凹而不起的为腹胀。腹胀肚大青筋暴露起的为鼓胀。腹大而坚，状如怀孕，推之则移动的为肠蕈。

3. 腹皮寒热　脐孔之上，主候胃部，以下候肠。扪其上下腹皮的是寒、是热，以察知胃肠有相当之病，如伤食消化不良，则肚腹闷热，肠寒飧泄，则肚腹发凉。

4. 小腹胀　脐孔以下至耻骨上际为小腹，左右两旁为少腹。扪其小腹不硬痛的，知其非实。若病邪在里属实，势必硬痛。有硬痛则小便自利，大便色黑，为蓄血证。如小腹绕脐硬痛，小便数且短，属燥粪。或扪小腹胀满，大便如常，小便不利，膀胱蓄溺，宜利其小便。

凡诊视病人，先观形色，次及耳、目、口、鼻、唇、舌诸窍，次问身体胸腹及小腹，再切诊脉象，扪其腹脐，则病情就了然确断。

验方汇编[①]

一、汤剂

1. 冠通汤　党参、当归、丹参、鸡血藤、瓜蒌、薤白、红花、郁金、玄胡。

适应证：胸痹心痛，心悸气短（冠心病、心绞痛，气虚而有瘀血者）。

2. 活血通络汤　苏木、三棱、莪术、红花、芸香、丹参。

适应证：胸痹心痛（冠心病心绞痛瘀血重）。

3. 宣痹汤　瓜蒌、薤白、半夏、枳壳、生姜、云苓、桂枝、陈皮、甘草。

适应证：胸痹心痛，心下痞满（冠心病心绞痛，胸闷憋痛为主且有腹胀胃满者）。

① 这些验方是郭士魁老中医临诊常用方药。

4. 降压通脉汤　瓜蒌、薤白、草决明、黄芩、丹参、香附、菊花、鸡血藤、红花、郁金、珍珠母。

适应证：胸痹心痛，头痛头晕（冠心病合并高血压、心绞痛而有头晕头痛者）。

5. 冠通2号　当归、郁金、薤白、红花、三棱、莪术、乳香、没药、鸡血藤、党参。

适应证：冠心病、心绞痛，气虚而有瘀血，瘀血明显者。

6. 冬龙汤　冬虫夏草、广地龙、蝉蜕、防风、连翘、银花。

适应证：过敏性哮喘。

7. 清热活血汤　双花、连翘、半枝莲、半边莲、白花蛇舌草、当归、丹参、红花。

适应证：哮喘久治不愈有瘀血者。

8. 五黄汤　黄芩、黄连、黄柏、栀子、大黄。

适应证：各种炎症（现已制成注射剂）。

9. 茵陈解毒汤　茵陈、栀子、双花、龙胆草、板蓝根、金钱草。

适应证：黄疸型肝炎（阳黄）。

10. 清肝汤　白薇、葛根、菊花、钩藤、生龙骨、生牡蛎、黄芩、磁石、草决明。

适应证：肝阳亢盛，眩晕头胀头痛。

11. 解毒活血汤　丹参、元参、双花、连翘、花粉、甘草、乳香、没药、牛膝、鸡血藤、络石藤。

适应证：血栓闭塞性脉管炎、痈疽疖肿、丹毒。

12. 骨刺洗剂　槐条30克，艾叶30克，凤仙透骨草30克，威灵仙60克，土鳖虫10克。共研粗面，分2个纱布包，蒸热后交替外敷（注意不要太热，防止烫伤）。

适应证：各种骨刺。

13. 痔疮外洗方　黄柏15克，苍术15克，双花12克，连翘15克，山葱15克，制马前子8克，艾叶20克，川椒12克，苦参12克，地肤子15克，败酱草15克。压粗末，布包煎水，每日2次温洗患处。

适应证：外痔或混合痔。

14. 抗心律失常煎剂　炙甘草、桂枝、玉竹、菖蒲、玄胡、五味子、党参、当归。

适应证：房性、结区性、室性早搏。

二、丸（片）剂

1. 冠心片△①　丹参、川芎、赤芍、降香、红花。每日3次，每次6～8片口服。

适应证：冠心病心绞痛、各种瘀血证。

2. 活血通脉片△　三七、丹参、人参、赤芍、川芎、红花、降香、木香、桃仁（去油）、黄精（酒炙）、麦冬、鸡血藤、陈皮、栀子、菖蒲、郁金、冰片。每日3次，每次3～5片口服。

适应证：冠心病心绞痛。

3. 乳没片△　乳香、没药。每日3次，每次服5片。

适应证：各种瘀血。

4. 水蛭片△　水蛭10克（1日量）研末压片。

适应证：各种瘀血。

5. 三七补血丸　三七、乌鸡、熟地、党参、女贞子、当归、香附、白术、旱莲草。

① 有△者已由北京市药厂及我院实验药厂制成成药供临床应用。

适应证：各种血虚或气血两虚者。

6. 宽胸丸　良姜、荜茇、细辛、玄胡、冰片。每丸3克。

适应证：心绞痛，偏寒者。

7. 心痛丸△　沉香、香附、檀香、丁香、乳香、白胶香、荜茇、冰片、麝香。共研细末，以苏合香油及蜜适量为丸，每丸3克。

适应证：冠心病、心绞痛（气滞）。

8. 复方降压素1号片△　黄芩苷、草决明、桑寄生、钩藤。

适应证：1、2期高血压病。

9. 复方降压素2号片△　1号加利血平1.5毫克，双氢克尿塞100毫克，氯化钾300毫克，维生素C150毫克。每片0.3克，每日3次，每次3～5片服。

适应证：各期高血压。

10. 北五加皮片△　每片含北五加皮粗苷10毫克。常用量每日3次，每次1～2片，连用3日，改为每日1次，每次1～2片维持。

适应证：各种心力衰竭。

11. 降压2号丸△　草决明、野菊花、黄芩。共研细末，水泛小丸，每日3次，每次10克。

适应证：肝阳或肝火头晕头痛，1～2期高血压。

12. 清脂1号片△　川军、荷叶、泽泻。

适应证：实证血脂高。

13. 清脂2号片△　菟丝子、女贞子、仙灵脾。

适应证：肾虚血脂高。

14. 复方人参丸△　人参、三七、细辛、沉香。每丸3克。

适应证：虚寒型心绞痛，胃痛。

15. 丁桂香丸△ 桂心、丁香、檀香。每丸3克。

适应证：寒凝气滞心胃痛。

16. 复方藿香丸△ 藿香、陈皮、良姜、神曲、麦芽、苍术。

适应证：腹胀纳呆，呕吐恶心。

17. 复方血竭丸△ 血竭、檀香、沉香、琥珀、冰片、玄胡、三七粉。每丸3克。

适应证：气滞血瘀心绞痛。

三、散剂

1. 人参散 红人参，研粉。每日3次，每次2～5克。

适应证：各种气虚证。

2. 退黄散 青黛、明矾、黄连（2:1:2），每日2～3次，每次1～1.5克。

适应证：慢性肝炎胆红素高而有热象者。

3. 清热退黄散 青黛、明矾、血余炭（2:1:2），每日2～3次，每次1～1.5克。

适应证：慢性肝炎胆红素高者。

4. 青麝散 青黛、麝香、雄黄、乳香。每日3次，每次0.5～1克。

适应证：真性红细胞增多症、慢性粒细胞性白血病。

5. 三白散 白及粉、三七粉等量，每日3～4次，每次1～3克。出血时可一次顿服10～15克。

适应证：胃肠道出血。

6. 乌沉散 乌贼骨粉、沉香。每日3次，每次1克。

适应证：溃疡病、胃炎、胃酸过多者。

7. 人参三七散　人参粉、三七粉，每日3次，每次3~5克。

适应证：心绞痛，气虚且有瘀血。

8. 人参三七沉香散　人参、三七、沉香等量。

适应证：心绞痛，年迈体弱，以气虚为主，有轻度瘀血及腹胀者。

9. 三七散　三七粉。每日3次，每次1~3克。

适应证：心绞痛、瘀血作痛、内脏出血。

10. 活血心痛散　乳香、没药、血竭、冰片。每日3次，每次2~3克。

适应证：瘀血心绞痛。

11. 湿疹散　明矾、雄黄等份，苦参15克煎水调敷患处。

适应证：湿疹。

12. 溃疡散　寒水石、煅炉甘石、黑芝麻、冰片、人工合成麝香。

适应证：溃疡久不收口者，外用。

13. 冠通浸膏粉　组成同冠通汤。

制法：先将当归内挥发油提出，再将当归与另八味药合并水泡后煎煮，压榨过滤，取出药液，将药液浓缩，再用水浴蒸发到基本干燥，然后烘干，研成细末，再将当归油喷入细末内，即成冠通浸膏粉。服时用开水冲化服。

适应证：同冠通汤。

四、膏剂

1. 菖蒲膏　菖蒲。每晚服20毫升（相当于生药20克）。

适应证：心烦失眠。

2. 活血益气膏　党参、益母草、玄参。每毫升含生药0.75克，每日服3次，每次5毫升。

适应证：气虚血瘀，冠心病心绞痛。

3. 元茶浸膏△　元参12克，苦丁茶10克。1日量制成浸膏，分2次冲服。

适应证：阴虚阳亢高血压、冠心病。

4. 参竹浸膏△　党参10克，玉竹15克。

适应证：气阴两虚者。

5. 促愈合合剂　生黄芪45克，当归30克，丹参30克，桂枝12克，陈皮10克。制成50毫升，1日内分2次服。每次25毫升。

适应证：急性心肌梗塞。

6. 抗休克合剂　红人参10克，五味子10克，附片15克，干姜10克，炙草10克，肉桂3克，麦冬10克。共制成50毫升，1日内分2次服。

适应证：各种休克，休克前期低血压，或低血压心功能不全者。

7. 香黄膏　大黄、藿香。

适应证：腹胀便秘。

8. 复方菖蒲膏　菖蒲、合欢皮、首乌藤。

适应证：肝阴不足，失眠者。

9. 复方茯苓膏　枣仁、知母、远志、甘草、川芎、茯苓。

适应证：阴虚心悸失眠。

五、其他

1. 宽胸气雾剂△　细辛、檀香、良姜、荜茇、冰片。

用法：心绞痛发作时，将喷口对准口腔压喷3～5次。

适应证：心绞痛发作。

2. 复方细辛气雾剂△　细辛、冰片。

用法：同宽胸气雾剂。

适应证：冠心病，心绞痛发作。

3. 冠心Ⅱ号注射液△　川芎、丹参、赤芍、降香、红花。

适应证：冠心病心绞痛，闭塞性脑血管病。

4. 活血注射液　丹参、赤芍、红花。

适应证：急性心肌梗塞及各种瘀血症。治疗心肌梗塞时常与益气注射液合用。

5. 益气注射液　党参、黄芪、黄精。

适应证：急性心肌梗塞或各种气虚。

6. 川芎注射液　每支含川芎总碱40毫克。

适应证：冠心病心绞痛及闭塞性脑血管病。

7. 蛤蚧人参酒　人参30克，蛤蚧一对，白酒500克，浸泡30天，每日服2次，每次10毫升。

适应证：肾虚哮喘或过敏性哮喘。

8. 双桃乳剂　桃仁1，核桃仁2，红糖5，共研成乳糜状，每日服30克。

适应症：冠心病。

9. 姜醋饮　生姜120克，米醋500毫升浸泡之，3昼夜，过滤取汁饮，每次3毫升，每日3次。

适应证：冠心病。

10. 山茶饮　山楂、茶叶、冰糖。

适应证：冠心病心绞痛。

08栏